Schneider
Beratungspraxis
Schlafstörungen

Beratungspraxis
Schlafstörungen

Monika Schneider,
Mainz

Mit 12 Abbildungen und 38 Tabellen

Deutscher Apotheker Verlag

Anschrift der Autorin
Monika Schneider
Hinkelsteinerstraße 28A
55128 Mainz
E-Mail: akinom.schneider@tele2.de

Bibliografische Information der Deutschen Nationalbibliothek
Die Deutsche Nationalbibliothek verzeichnet diese Publikation in der Deutschen National-
bibliografie; detaillierte bibliografische Daten sind im Internet unter http://dnb.d-nb.de
abrufbar.

1. Auflage 2011
ISBN 978-3-7692-5111-1

© 2011 Deutscher Apotheker Verlag
Birkenwaldstraße 44, 70191 Stuttgart
www.deutscher-apotheker-verlag.de

Printed in Germany

Satz: primustype Hurler GmbH, Notzingen
Druck und Bindung: Beltz Druckpartner, Hemsbach
Umschlaggestaltung: deblik, Berlin

Vorwort

Heute, in Zeiten, in denen Arzneimittel zunehmend in Drogeriemärkten oder per Versandhandel im Internet vertrieben werden, ist es für uns in den öffentlichen Apotheken unverzichtbar, uns durch gute Beratung auszuzeichnen. Nur so werden wir unsere Position im Gesundheitsmarkt für die Zukunft rechtfertigen können. Doch was ist unter guter Beratung zu verstehen?

Gute Beratung muss sicherstellen, dass der Patient das richtige Arzneimittel gegen seine Beschwerden erhält. Dieses Arzneimittel sollte seine Beschwerden best- und schnellstmöglich lindern – darf ihn gleichzeitig aber auf keinen Fall schädigen.

Hier beginnen jedoch die Probleme: ohne eine gute Kommunikationstechnik, ohne einen roten Faden im Beratungsgespräch wird man die wichtigen Informationen, die ausschlaggebend sind für die Auswahl eines geeigneten Arzneimittels oder aber auch für den Weiterverweis an den Arzt, nicht erhalten.

Im vorliegenden Band »Beratungspraxis: Thema Schlafstörungen« habe ich deshalb versucht, praxistaugliche Tipps zur Gesprächsführung in der Beratung zum Themenkomplex Schlafstörungen zusammenzustellen. Nicht alles wird zu jedem einzelnen Apothekenmitarbeiter passen, aber ich hoffe doch, Anregungen für die eigene Gesprächsführung gegeben zu haben.

Mein Dank für die tolle Unterstützung beim Schreiben dieses Buches geht an Frau Dr. Iris Milek sowie an Frau Luise Keller vom Deutschen Apotheker Verlag.

Und zu guter Letzt:
Dieses Buch widme ich meinen Eltern – weil ich Euch so unendlich viel verdanke!

Mainz, im Herbst 2010   Monika Schneider

Inhaltsverzeichnis

Abkürzungsverzeichnis

ABDA	Bundesvereinigung Deutscher Apothekerverbände
ADHS	Aufmerksamkeits-Defizit-Hyperaktivitäts-Syndrom
AMK	Arzneimittelkommission der Deutschen Apotheker
ApBetrO	Apothekenbetriebsordnung
BAK	Bundesapothekerkammer
BtM	Betäubungsmittel
COPD	chronic obstructive pulmonary disease
CPAP Therapie	Continuos-Positive-Airway-Pressure-Therapie
CYP	Cytochrom-P-450-Enzyme
EMEA	European Medicines Agency
GABA	γ-Amino-Buttersäure
HWZ	Halbwertszeit
HV	Handverkauf
MAO	Monoaminooxidase
NREM	Non-REM-Schlaf, orthodoxer Schlaf
OSAS	obstruktives Schlafapnoe-Syndrom
OTC	over the counter
PTA	Pharmazeutisch Technische Assistentin
REM	rapid eye movements
RLS	restless legs syndrom
SNRI	serotonin noradrenaline reuptake inhibitor
SSRI	selective serotonin reuptake inhibitor
ZNS	Zentrales Nervensystem
Z-Substanzen	Benzodiazepin-Analoga

1 Anatomie und Physiologie

Schlafstörungen sind ein weit verbreitetes Problem in Deutschland, etwa 20 – 30 % der Erwachsenen klagen über Probleme mit dem Schlaf. Kurzfristige Beeinträchtigungen des Schlafes haben sicher alle Erwachsene und auch viele Kinder schon einmal erlebt: durch belastende Situationen in Familie und Partnerschaft, Beruf und Schule oder aufwühlende Erlebnisse unterschiedlichster Art ist der Nachtschlaf gestört und die Erholungsfunktion des Schlafes fehlt. In der Regel dauern derartige Schlafstörungen nur wenige Tage und eine Therapie ist – wenn überhaupt – nur kurzfristig notwendig. Anders verhält es sich mit länger andauernden Schlafstörungen über Wochen und Monate. Derartige Schlafstörungen führen zu einer verminderten Leistungsfähigkeit der Betroffenen am Tag und können verschiedene körperliche Erkrankungen nach sich ziehen. Deshalb erfordern langfristige Schlafstörungen eine genaue Diagnostik und Therapie durch den Arzt. Die Auswirkungen länger andauernder Schlafstörungen auf die berufliche, soziale und emotionale Leistungsfähigkeit und Belastbarkeit der Betroffenen werden vielfach unterschätzt. Durch die gesteigerte Tagesmüdigkeit aufgrund des Schlafmangels steigt jedoch das Unfallrisiko im Straßenverkehr und am Arbeitsplatz massiv an. Vorsichtige Schätzungen gehen davon aus, dass bei einem Viertel aller tödlichen Autounfälle erhöhte Tagesschläfrigkeit bei mindestens einer der am Unfall beteiligten Personen vorliegt.

1.1 Die Bedeutung von Schlafen und Wachen

Unsere Körperfunktionen unterliegen im Laufe von ca. 24 Stunden einem Rhythmus von verstärkter und verringerter Aktivität, man spricht von einer zirkadianen Rhythmik. Der zentrale Taktgeber für die Steuerung dieser zirkadianen Rhythmik ist unsere innere Uhr, die im Hypothalamus, genauer dem suprachiasmatischen Nukleus (SCN), lokalisiert ist. Da die periodischen Schwankungen der Körperfunktionen nicht exakt innerhalb von 24 Stunden ablaufen, dienen äußere Taktgeber zur Feinjustierung der zirkadianen Rhythmik. Dadurch verläuft der innere Rhythmus der Körpervorgänge synchron mit dem von außen vorgegebenen 24-Stunden-Tag. Der wichtigste äußere Takt-

In Deutschland leiden etwa 20–30 % aller Erwachsenen an unterschiedlich stark ausgeprägten Schlafstörungen.

Kurzfristige Schlafstörungen über einige Tage legen sich meist von selbst und erfordern in der Regel keine Behandlung.

Langfristige Schlafstörungen über Wochen und Monate erfordern eine Diagnostik und Therapie durch den Arzt. Unbehandelt sinkt die Leistungsfähigkeit der Betroffenen und das Risiko für die Entwicklung von ernsten Folgeerkrankungen steigt dramatisch an.

Unsere Körperfunktionen unterliegen im Laufe eines Tages einer zirkadianen Rhythmik. Darunter versteht man, dass innerhalb von 24 Stunden Phasen der Aktivität und Phasen der Erholung nach einem typischen Muster wechseln. Am deutlichsten sichtbar wird dieser zirkadiane Rhythmus beim Wechsel zwischen Schlafen und Wachen: Abends werden wir müde, morgens wieder munter.

geber ist für uns der regelmäßige Wechsel zwischen Helligkeit und Dunkelheit im Verlauf eines Tages.

Insgesamt lässt sich feststellen, dass die Leistungsfähigkeit des Menschen auf Grund der zirkadianen Rhythmik in der Nacht wesentlich geringer ist als am Tage. Körpertemperatur, Herztätigkeit, Atmung und Muskeltonus sinken während der Nacht auf deutlich geringere Werte als am Tage, der Organismus läuft auf Sparflamme. Gleichzeitig schaltet unser Körper in einen »Erholungsmodus« um, so dass während des Schlafens die Verdauung, Immunprozesse und Regenerationsvorgänge ablaufen können.

Gesteuert werden diese Erholungsprozesse durch eine Vielzahl von Hormonen, die verstärkt während der Nacht ausgeschüttet werden und sich in ihrer Wirkung gegenseitig ergänzen oder hemmen. Die hormonelle Steuerung des Schlafens ist ein hochkomplexer Vorgang, den man bisher nur in Ansätzen zu verstehen beginnt.

Eine große Rolle bei der Steuerung des Schlafens spielen Wachstumshormone, die den Tiefschlaf fördern und aufrechterhalten. Ohne Wachstumshormone wären die vielfältigen Auf- und Umbauprozesse, die während der Nacht in unserem Körper stattfinden, nicht möglich. So ermöglichen diese Hormone die Zellerneuerung von Blut-, Haut- und Haarzellen. Sie sind aber auch für die Bereitstellung von Energie liefernden Fettsäuren aus dem Fettgewebe oder die Entsorgung von Schlackstoffen essentiell notwendig. Bei Kindern sieht man die wichtige Rolle der Wachstumshormone am deutlichsten: während des Schlafens steuern die Wachstumshormone fein abgestimmt das Größen- und Massenwachstum des kindlichen Körpers. Langfristige Schlafstörungen führen bei Kindern deshalb zu deutlichen Wachstumsstörungen und sind ein ernstes Alarmzeichen!

Der Gegenspieler der Wachstumshormone ist das Stresshormon Cortisol, das direkt gesteuert von der inneren Uhr ab 3:00 Uhr früh verstärkt gebildet und ausgeschüttet wird. In den frühen Nachtstunden ist Cortisol dagegen kaum nachweisbar, da der Organismus auf Entspannung programmiert ist. Im Körper führt Cortisol unter Anderem zur Hemmung der Ausschüttung der Wachstumshormone, so dass die Tiefschlafphasen verkürzt werden. Außerdem steigert Cortisol den Blutzuckerspiegel, hemmt das Immunsystem und stimuliert den Proteinumsatz, so dass letztlich der Stoffwechsel aktiviert wird und der Körper auf das Aufwachen vorbereitet wird. Mit diesem Hintergrundwissen lässt sich verstehen, warum wir schlecht schlafen, wenn wir unter großem Stress stehen: In Phasen großer Anspannung produziert der Organismus wesentlich mehr Cortisol als in stressfreien Phasen. Dadurch ist der Cortisolspiegel bereits in der ersten Nachthälfte deutlich erhöht, der Stoffwechsel wird angeregt, die Ausschüttung der schlaffördernden Wachstumshormone wird gebremst und ein erholsamer Schlaf massiv gestört.

Eine zentrale Rolle bei der Steuerung von Wachen und Schlafen spielt außerdem Melatonin. Dieses Hormon wird in der Zirbeldrüse im Gehirn

---

🗨 Gesteuert von unserer inneren Uhr sinkt unsere körperliche Leistungsfähigkeit während der Nacht deutlich ab. Stattdessen erholt sich der Körper: die Immunabwehr, das Verdauungssystem und Reparaturvorgänge in Zellen und Organen laufen auf Hochtouren.

🗨 Der Wechsel zwischen Schlafen und Wachen ist ein sehr komplizierter Vorgang, an dem viele verschiedene Hormone beteiligt sind.

🗨 Wachstumshormone spielen eine wichtige Rolle bei der Steuerung des Schlafens und ermöglichen uns den Tiefschlaf. Fehlt uns der Tiefschlaf, so sinkt die Erholungsfunktion des Schlafes stark ab.

🗨 Das Stresshormon Cortisol ist der Gegenspieler der Wachstumshormone. Es wird verstärkt in der zweiten Nachthälfte ab ca. 3:00 Uhr ins Blut abgegeben, wirkt anregend auf den Körper und bereitet langsam auf das Aufwachen vor.

🗨 Melatonin ist als Schlafhormon bekannt, es macht uns müde. Melatonin wird vom Körper nur gebildet, wenn kein Tageslicht mehr in die Augen einfällt, also während der Nacht.

produziert und erst dann ausgeschüttet, wenn kein Tageslicht mehr in die Augen einfällt. Melatonin ist bekannt als Schlafhormon: es macht müde und leitet die Umstellung des Organismus auf den Nachtstoffwechsel ein. Einfallendes Tageslicht führt zur sofortigen Einstellung der Melatoninausschüttung, wodurch das Aufwachen erleichtert wird und die Aktivität steigt.

Auch andere Hormone zeigen in ihrer Ausschüttung und Wirkung eine deutliche zirkadiane Rhythmik. Das männliche Geschlechtshormon Testosteron stimuliert während der Nacht die Spermienproduktion, aber auch den Aufbau von Muskulatur. Dies sollten Sportler beim Training berücksichtigen: Nur wenn dem Körper ausreichend viel Schlaf ermöglich wird, ist er auch in der Lage, die Trainingsreize in den Auf- und Umbau von Muskulatur umzusetzen. Auch die katabole Wirkung der Schilddrüsenhormone findet vorwiegend während der Nacht statt. In den frühen Morgenstunden erreichen die Schilddrüsenhormone ihren maximalen Blutspiegel, der Organismus wird angeregt und auf das Aufwachen vorbereitet. Weniger bekannt ist nach wie vor die Rolle des Hormons Leptin, das ebenfalls einer starken zirkadianen Rhythmik unterliegt und vornehmlich in der Nacht wirkt. Leptin wirkt als nächtlicher Appetitzügler und vermittelt das Gefühl von Sättigung, so dass wir trotz einer längeren Pause der Nahrungsaufnahme während der Nacht nicht durch Hungergefühle aufwachen. Längere Phasen des Wachliegens in der Nacht können die Leptinausschüttung bremsen: man bekommt mitten in der Nacht Hunger. Der Gegenspieler des Leptins ist das Hormon Grhelin, das vornehmlich am Tage ausgeschüttet wird und den Appetit fördert.

Der gesamte Schlaf-Wach-Rhythmus unterliegt demnach einem ausgeprägten zirkadianem Rhythmus und wird vom Nukleus suprachiasmaticus im Gehirn als oberste Steuereinheit kontrolliert. Als tagaktives Lebewesen ist der Mensch am Tag fit und leistungsfähig, während er in der Nacht erholungsbedürftig ist. Dies hat sicher jeder von uns schon einmal nach einer durchwachten Nacht am eigenen Leib erfahren: den verpassten Schlaf kann man auch durch Schlafen am folgenden Tag nicht wirklich ausgleichen, richtig erholt ist man erst wieder nach einer Nacht mit ausreichend Schlaf.

💬 Auch andere Hormone unterliegen in ihrer Wirkung innerhalb von 24 Stunden ausgeprägten Schwankungen und tragen damit zur Steuerung des Schlafes bei. Zu diesen Hormonen zählen das männliche Geschlechtshormon Testosteron, die Schilddrüsenhormone sowie das appetitzügelnde Hormon Leptin.

💬 Die zentrale Steuerung des Schlaf-Wach-Rhythmus findet im Gehirn statt. Taktgeber ist unsere innere Uhr, die im Hypothalamus, genauer gesagt im Suprachiasmatischen Nucleus zu finden ist.

Definition

Schlaf ist ein lebensnotwendiger, aktiver Prozess, bei dem in fast allen Organen Regenerations- und Aufbauvorgänge ablaufen. Die Empfindlichkeit des Schlafenden gegenüber Umweltreizen ist herabgesetzt. Im Gegensatz zur Narkose sind im Schlaf jedoch alle Schutzreflexe (z. B. Hustenreflex) erhalten und der Schlafende kann jederzeit geweckt werden. Nach Mutschler 2008

💬 Schlaf dient der körperlichen und geistigen Erholung.

1.2   Schlafarten und Schlafphasen

🗨 Schlaf ist kein gleichmäßiger Zustand. Für einen hohen Erholungswert des Schlafes ist es wichtig, dass während der Nacht 4–5 Schlafphasen mit ihren typischen 5 Schlafstadien durchlaufen werden.

Schlafen ist kein gleichmäßiger Zustand, im Gegenteil: es wechseln sich fortwährend Tief- und Traumschlafphasen ab, es laufen vielfältige Regenerations- und Reparaturvorgänge ab, das Immunsystem zeigt hohe Aktivität und Lernprozesse werden verinnerlicht.

Im Schlaflabor lässt sich messen, dass der Mensch während des Schlafens jede Nacht 4–5 Schlafphasen mit jeweils 5 typischen Schlafstadien durchläuft. Für einen hohen Erholungswert ist es wichtig, dass der normale Ablauf dieses Schlafmusters nicht gestört wird. Kommt es über einen längeren Zeitraum zu Störungen des Schlafmusters, so können schwere gesundheitliche Schäden entstehen.

1.2.1   NREM-Schlaf (Non-REM-Schlaf, orthodoxer Schlaf)

🗨 Der NREM-Schlaf zeigt vier typische Schlafstadien: ein Einschlaf- und ein Leichtschlafstadium sowie zwei Tiefschlafstadien. Diese vier Schlafstadien werden innerhalb von ca. 90 Minuten einmal komplett durchlaufen und sind wichtig für die Erholungsfunktion des Schlafens.

Der NREM-Schlaf lässt sich durch Messung der Hirnströme in vier wechselnde Schlafstadien unterteilen:
- Stadium I: Einschlafstadium → Dauer: ca. 15 Minuten
- Stadium II: Leichtschlafstadium → Umweltreize werden noch leicht wahrgenommen, man erwacht schnell
- Stadium III + IV: Tiefschlafstadien → Umweltreize werden kaum mehr wahrgenommen, ein Wecken ist nur erschwert möglich; Dauer: zu Beginn ca. 20 Minuten, in den folgenden Zyklen immer kürzer bzw. gar nicht mehr erreichbar

Diese 4 Schlafstadien werden 4–5mal pro Nacht von Stadium I bzw. II nach IV durchlaufen, wobei ein vollständiger Durchlauf aller vier Schlafstadien etwa 90 Minuten dauert. Echte Tiefschlafphasen werden nur im ersten Drittel der Nacht erreicht, also zwischen 23 – 3 Uhr in der Nacht. Durch ein sehr spätes Zubettgehen am frühen Morgen fehlt daher die für die Erholung so wichtige Tiefschlafphase, der Erholungswert des Schlafes sinkt deutlich.

🗨 Tiefschlafphasen verkürzen sich zum Ende der Nacht, unabhängig vom Zeitpunkt des Zubettgehens.

1.2.2   REM-Schlaf

🗨 Am Ende jeder NREM-Schlafphase schließt sich ein REM-Schlaf an. Während des REM-Schlafes zeigt unser Gehirn erhöhte Aktivität und unsere Augen bewegen sich sehr schnell – wir träumen.

Beim erneuten Eintritt in den Leichtschlaf am Ende einer Schlafphase schließt sich meist eine Schlafepisode an, die durch sehr schnelle Augenbewegungen (engl. **R**apid **E**ye **M**ovements) gekennzeichnet ist. Diese schnellen Augenbewegungen sind Namensgeber für dieses besondere Schlafstadium, dem REM-Schlaf.

Während des REM-Schlafs wird geträumt, das Gehirn zeigt eine hohe Aktivität, neben den schnellen Augenbewegungen kommt es auch zu Muskelzuckungen. Die genaue Bedeutung des REM-Schlafs ist nach wie vor unklar, vermutlich spielt er jedoch eine wichtige Rolle für die Verarbeitung von Informationen. Sicher ist, dass sich eine Verkürzung des REM-Schlafs in erhöhter Reizbarkeit und Unruhe am Tag niederschlägt, der Erholungswert des Schlafes sinkt bei verkürztem REM-Schlaf.

🗨 REM-Schlaf ist notwendig für die Erholungsfunktion des Schlafes. Fehlen die REM-Schlafphasen, so sind wir am nächsten Tag reizbar und unausgeglichen.

Das Aufwachen am Morgen erfolgt in der Regel während des REM-Schlafs. Deshalb kann man sich auch noch oft an den Traum erinnern, aus dem man geweckt wird. Anders als die Tiefschlafphasen verlängern sich die REM-Schlafphasen im Verlauf der Nacht von zunächst fünf auf später ca. 20 Minuten Dauer.

🗨 Meist erwachen wir aus einer traumreichen REM-Schlafphase. Deshalb können wir uns direkt nach dem Aufwachen oft noch an unseren Traum erinnern.

1.2.3 Der gesunde Schlafverlauf

Während des Schlafens befindet sich der Organismus in einem Zustand eingeschränkter Bewusstseins- und Aktivitätslage. Bewegungen während des Schlafens erfolgen unbewusst und nicht zielgerichtet. Umweltreize, z. B. durch Lärm oder Licht werden gefiltert und nur dann wahrgenommen, wenn ein bestimmter Schwellenwert überschritten ist. Übersteigt ein geeigneter Weckreiz (z. B. Alarmsignal des Weckers, weinendes Baby etc.) jedoch die Reizschwelle, so kann der Schlaf – anders als ein komatöser Zustand, z. B. während einer Narkose – jederzeit unterbrochen werden.

🗨 Während des Schlafes ist unser Bewusstsein herabgesetzt und unser Körper erholt sich. Durch einen ausreichend starken Reiz, z. B. den Alarmton des Weckers, können wir jedoch geweckt werden – während wir aus einer Narkose nicht aufgeweckt werden können.

Der Schlaf selbst ist kein einheitlicher Prozess, im Gegenteil: es wechseln sich Phasen unterschiedliche starker neuronaler Aktivität ab. Für einen gesunden und erholsamen Schlaf ist es erforderlich, dass die Schlafphasen und Schlafstadien nach einem typischen Muster verlaufen – langfristige Abweichungen von diesem Muster führen zu tief greifenden Schlafstörungen mit gesundheitlichen Folgen. Einen schematischen Überblick über den typischen Verlauf der verschiedenen Schlafphasen im Verlauf einer Nacht vermittelt die Abbildung 1.1.

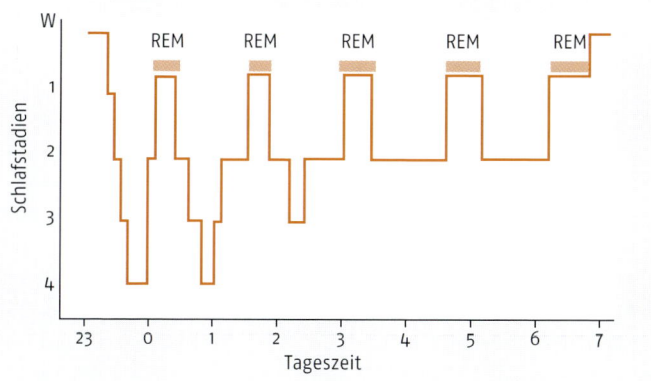

🗨 Für einen erholsamen und gesunden Schlaf ist es notwendig, dass die Schlafstadien in einem typischen Muster verlaufen.

Abb. 1.1 Schlafstadienverlauf während einer Nacht

1.3   Das individuelle Schlafprofil

Jeder Mensch hat ein individuelles Schlafbedürfnis, ein »Kurzschläfer« ist schon
nach fünf Stunden Schlaf frisch und erholt, während ein »Langschläfer« evtl.
zehn Stunden Schlaf zur Regenerierung benötigt.

> **Merke**
>
> Entscheidend für erholsamen Schlaf ist weniger die Schlafdauer als viel-
> mehr die Schlafqualität, also das *periodische Durchlaufen* **aller** *Schlaf-*
> *phasen.*

Im Durchschnitt schläft ein erwachsener Bundesbürger 7 Stunden pro Nacht.
Der Schlafbedarf ändert sich jedoch im Verlauf eines Lebens in typischer Art
und Weise. Während Säuglinge am Beginn ihres Lebens etwa 16 Stunden des
Tages verschlafen benötigen Kleinkinder noch 11–14 Stunden Schlaf pro Tag.
Im Verlauf der Schulzeit sinkt der Schlafbedarf weiter auf 9–10 Stunden pro Tag
und pendelt sich dann im Erwachsenenalter auf ca. 7 Stunden am Tag ein. Mit
steigendem Lebensalter sinkt der Schlafbedarf weiter, gleichzeitig kommt es
jedoch zu signifikanten Veränderungen im Schlafmuster.

> **Veränderungen des Schlafmusters im Alter**
> - Abnahme der Dauer von REM- und Tiefschlafphasen
> - Zunahme der Leichtschlafphasen
> - Häufiges Aufwachen während der Nacht
> - Verkürztes Gesamtschlafbedürfnis auf ≤ 6 Stunden, verursacht durch
>   verminderte körperliche und geistige Aktivität

Dieses veränderte Schlafmuster zu kennen ist sehr wichtig in der Beratung, da
gerade Senioren häufig über Schlafstörungen klagen und dabei von falschen
Voraussetzungen ausgehen. Im Alter gewöhnen sich viele Senioren wieder an
einen Mittagsschlaf als kleine Erholungspause. Bei diesem geliebten Ritual muss
man jedoch berücksichtigen, dass der Mittagsschlaf zur Gesamtschlafdauer
hinzugerechnet werden muss: 30 Minuten Mittagsschlaf verkürzen den nächtlichen Schlafbedarf um eine halbe Stunde. Der Körper ist dann bereits nach ca. 5
Stunden erholt und das Einschlafen nicht mehr möglich. Für ältere Menschen
kann es deshalb sinnvoll sein, auf den Mittagsschlaf zu verzichten. Außerdem
sollten sie nicht zu früh ins Bett gehen, da ansonsten mit Schlafstörungen bzw.
einer als unbefriedigend empfundenen Schlafqualität zu rechnen ist.

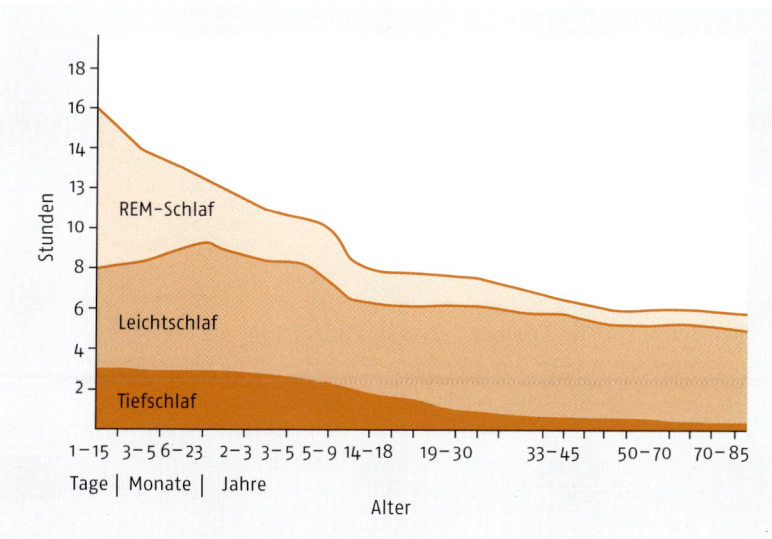

Abb. 1.2 Schlafdauer in Abhängigkeit vom Lebensalter

Der Schlafbedarf sinkt im Verlauf eines Lebens ganz charakteristisch: während Säuglinge etwa 16 Stunden am Tag verschlafen, benötigen Erwachsene nur noch ca. 7 Stunden Schlaf. Im Alter sinkt das Schlafbedürfnis weiter auf 5–6 Stunden. Dies ist häufig nicht bekannt.

2 Beratung zum Krankheitsbild

Da viele Betroffene die Apotheke als erste Anlaufstelle zur Beratung bei Schlafstörungen nutzen, tragen wir eine hohe Verantwortung bei der Beratung und Abgabe von Schlafmitteln: Schlafstörungen werden vielfach durch ernste Grunderkrankungen (mit-)ausgelöst, eine genaue Hinterfragung der Beschwerden durch das Apothekenpersonal ist daher dringend erforderlich. Im Folgenden wird ein Überblick über die verschiedenen Formen von Schlafstörungen gegeben und es werden aktuelle Therapiemöglichkeiten vorgestellt.

Traditionell unterscheidet man drei Arten von Schlafstörungen:

- Insomnien (Ein-/Durchschlafstörungen)
- Hypersomnien (anhaltend abnorm erhöhtes Schlafbedürfnis)
- Parasomnien (abnorme Störungen des Schlafverhaltens, z. B. Schlafwandeln)

Heute wird bei der Diagnosestellung von Schlafstörungen größeren Wert auf die Erkrankungsursache gelegt. Anhand der Pathogenese lassen sich insgesamt über 80 verschiedene Typen von Schlafstörungen von einander abgrenzen. Im Folgenden sollen die sich daraus ergebenden drei großen Gruppen von Schlafstörungen besprochen werden.

> Es gibt mehr als 80 verschiedene Arten von Schlafstörungen, die sich jedoch in 3 große Gruppen unterteilen lassen: Dyssomnien, Parasomnien und sekundäre Schlafstörungen.

2.1 Dyssomnien

2.1.1 Definition

Unter Dyssomnien werden alle Erkrankungen bzw. Störungen des Schlafens und Wachens zusammengefasst, bei denen die Erholungsfunktion des Schlafes beeinträchtigt ist. Eine Dyssomnie führt demnach zu »Nicht-erholsamem Schlaf«.

> Das gemeinsame Kennzeichen aller Arten von Dyssomnien ist der nicht-erholsame Schlaf.

Merke

Dyssomnien sind das Haupteinsatzgebiet für die Pharmakotherapie mit Schlafmitteln!

Epidemiologie

Verlässliche epidemiologische Daten zur Häufigkeit von Dyssomnien liegen bis zum heutigen Zeitpunkt nicht vor, die Datenlage ist schwer überschaubar. Vorsichtige Schätzung veranschlagen für Deutschland etwa acht Millionen Betroffene für das Beschwerdebild »Nicht-erholsamer Schlaf«.

In Deutschland leiden etwa 8 Millionen Menschen an nicht-erholsamem Schlaf, das sind fast 10 % der Bevölkerung.

2.1.2 Einteilung

Intrinsische Dyssomnien

Die Ursache für eine intrinsische Dyssomnie liegt immer im Patienten selbst begründet. Eine Diagnosestellung ist oft nur mit Hilfe einer genauen Untersuchung im schlafmedizinischen Labor möglich.

Beispiele:
- Restless-Legs-Syndrom (RLS)
- Schlafapnoe-Syndrom
- Narkolepsie u. a.

Die Ursache für eine intrinsische Dyssomnie liegt immer im Patienten selbst begründet. Ein Beispiel ist die Schlafkrankheit Narkolepsie, bei der es zu Fehlsteuerungen im Schlaf-Wach-System kommt.

Extrinsische Dyssomnien

Ursachen für eine extrinsische Dyssomnie sind von außen auf den Patienten einwirkende Faktoren bzw. falsche Verhaltensweisen in Bezug auf den Schlaf. Extrinsische Schlafstörungen lassen sich oft durch ein genaues Anamnesegespräch diagnostizieren. Häufig können derartige Schlafstörungen durch eine Änderung der Schlaf- bzw. Lebensgewohnheiten behoben werden.

Beispiele:
- Fehlende oder unangemessene Schlafhygiene
- Umweltbedingte Schlafstörungen: Lärm, Licht, Temperatur des Schlafzimmers
- Gebrauch von Sucht- und Genussmitteln
- Einnahme von den Schlaf störenden Arzneimitteln

Extrinsische Dyssomnien werden durch das Umfeld des Patienten verursacht und lassen sich häufig durch Änderung der Schlafgewohnheiten positiv beeinflussen. Beispiele sind die Entwöhnung von übermäßigem Kaffee- oder Alkoholgenuss oder die Schaffung eines gut abgedunkelten, ruhigen Schlafraumes.

Praxistipp

Als Fachleute für Arzneimittel sollten wir im Beratungsgespräch bei Schlafstörungen immer auch an Medikamente denken, die zu Schlafstörungen führen können und gezielt danach fragen.

Einen Überblick über die wichtigsten Substanzgruppen, die Schlafstörungen (mit-)verursachen können, gibt die nachstehende Tabelle:

Tab. 2.1 Schlafstörende Substanzgruppen

Substanzgruppe	Beispiele
Sucht- und Rauschmittel	Alkohol, Cannabis
Antibiotika	Gyrasehemmer
Antidementiva	Donepezil, Rivastigmin
Antidepressiva	SSRI, MAO-Hemmer
Antiasthmatika	Theophyllin, β-Sympathomimetika
Antihypertensiva	β-Blocker, α-Blocker
Diuretika (→ nächtlicher Harndrang!)	Furosemid
Hormone	Thyroxin, Glucocorticoide
Schlafmittel	Benzodiazepine, Barbiturate
Stimulanzien	Coffein, Nikotin

Auch bestimmte Arzneimittel können zu Schlafstörungen führen. Dazu gehören u. a. Mittel gegen Asthma und Bluthochdruck.

Störungen des zirkadianen Rhythmus

Definition

Unser Körper unterliegt einem zirkadianen Rhythmus. Das bedeutet er unterliegt innerhalb eines Tages einem typisch, sich wiederholenden Verlauf. Taktgeber ist unsere innere Uhr.

Zirkadiane Rhythmen sind Rhythmen, die eine Periodenlänge von etwa 24 Stunden zeigen, innerhalb eines Tages also einem typischen, sich wiederholenden Verlauf unterliegen. Viele Körperfunktionen gehorchen solch einem 24stündigen Rhythmus. So zeigt die Körperkerntemperatur ein Maximum am frühen Abend und ein Minimum am frühen Morgen zwischen 3:00 und 4:00 Uhr. Für uns am deutlichsten erkennbar ist der zirkadiane Rhythmus zwischen Wachen und Schlafen: am Abend wird man müde und schläfrig, am Morgen erwacht man gestärkt für den neuen Tag. Taktgeber für diesen zirkadianen Rhythmus ist unsere innere Uhr, die durch äußere Reize, vor allem die Intensität des Tageslichtes, zusätzlich justiert wird.

Störungen des zirkadianen Rhythmus kommen dadurch zu Stande, dass unsere innere Uhr nicht mehr synchron zu äußeren Taktgebern wie dem Tageslicht verläuft. Der Wach-Schlaf-Rhythmus kommt im wahrsten Sinne des Wortes aus dem Takt.

Ein Anamnesegespräch führt in der Regel zur Diagnosestellung, eine schlafmedizinische Untersuchung ist meist unnötig. Die Therapie von Störungen des zirkadianen Rhythmus ist jedoch oft schwierig.

Beispiele:
- Schlafstörungen durch Schichtarbeit
- Jetlag als Folge von Flügen durch verschiedene Zeitzonen

Da die Ursachen für eine Dyssomnie derart unterschiedlich sein können, hat die genaue Diagnosestellung mit Anamneseerfassung und evtl. einer Untersuchung im Schlaflabor eine sehr hohe Bedeutung für eine erfolgreiche Therapie.

Um den Rahmen dieses Ratgebers nicht zu sprengen, sollen im Folgenden an drei für den Apothekenalltag wichtigen Beispielen die Vielschichtigkeit der Problematik von Dyssomnien dargestellt werden.

2.1.3 Ursache: Restless-Legs-Syndrom (RLS)

Ätiologie und Epidemiologie

Unter den intrinsischen Dyssomnien tritt das Restless-Legs-Syndrom besonders häufig auf, etwa 3–10 % der Allgemeinbevölkerung sind davon betroffen. Ein erhöhtes Risiko für die Entwicklung eines RLS besteht bei Dialysepatienten, aber auch bei Schwangeren. Außerdem tritt RLS familiär gehäuft auf.

Symptome

Leitsymptom des Restless-Legs-Syndroms ist ein unwiderstehlicher Bewegungsdrang in den Beinen. Meist treten zusätzlich unangenehme Empfindungen wie Ziehen, Brennen, Kribbeln oder Schmerzen in den Beinen auf. Durch aktive Bewegung der Beine beim Gehen und Laufen bessern sich die Beschwerden. Am Abend und in der Nacht erreichen die Beschwerden ihren Höhepunkt, wodurch das Einschlafen bzw. ein erholsamer Nachtschlaf erschwert werden.

Diagnostik

Die Diagnose erfolgt durch ein ausführliches Anamnesegespräch, eine Untersuchung im Schlaflabor ist meist überflüssig.

Bei Störungen des zirkadianen Rhythmus läuft unsere innere Uhr nicht mehr im gleichen Takt wie der tageszeitliche Wechsel von Hell und Dunkel. Dadurch kommt der Schlaf-Wach-Rhythmus völlig aus dem Gleichgewicht und Schlafstörungen sind die Folge.

Es gibt über 80 verschiedene Ursachen, die zu nicht-erholsamem Schlaf führen. Deshalb ist eine genaue Abklärung und Diagnose bei Beschwerden, die länger als 4 Wochen bestehen, unbedingt erforderlich, um langfristige Gesundheitsschäden zu vermeiden.

Das Restless-Legs-Syndrom führt bei etwa 5 % der Bevölkerung zu massiven Schlafstörungen. Besonders häufig betroffen sind Dialysepatienten, aber auch Schwangere.

Leitsymptom des RLS ist der unwiderstehliche Bewegungsdrang in den Beinen während Phasen der Ruhe. Häufig klagen die Patienten zudem über Schmerzen, Kribbeln oder Brennen in den Beinen. Durch Bewegung tritt zwar Besserung ein – aber ein erholsamer Schlaf ist nicht möglich.

Ihre Symptome deuten auf ein RLS hin. Ich würde Ihnen raten dies mal bei einem Neurologen abklären zu lassen.

Praxistipp

Vier Minimalkriterien charakterisieren das RLS und können im Anamnesegespräch, aber auch in der Apotheke leicht abgefragt werden:

- Bewegungsdrang in den Beinen, gewöhnlich begleitet durch Missempfindungen?
- Verschlechterung der Beschwerden in Phasen der Ruhe?
- Besserung der Beschwerden durch Bewegungen wie Gehen und Laufen?
- Deutliche Verschlechterung der Beschwerden gegen Abend und während der Nacht?

Eine Diagnose dürfen wir in der Apotheke nicht stellen, aber wir können den Patienten an den zuständigen Facharzt, in der Regel einen Neurologen, zur genauen Abklärung verweisen. Dadurch lassen sich bei manchen Betroffenen evtl. lange Konsultationen bei verschiedenen Ärzten vermeiden und letztlich die Zeit bis zum Behandlungsbeginn verkürzen.

Therapieoptionen

Eine Heilung des RLS ist bisher nicht möglich, mit Medikamenten erreicht man jedoch eine deutliche Besserung der Beschwerden mit verbesserter Schlafqualität.

Die genaue Ursache für das Restless-Legs-Syndrom ist bisher unklar, man vermutet jedoch einen Dopaminmangel im Gehirn als wichtigen Mitauslöser.

Therapie der ersten Wahl ist deshalb die Behandlung mit L-Dopa bzw. mit Dopamin-Agonisten, wobei die Tagesdosis im Vergleich zur Parkinson-Therapie deutlich verringert ist. Eine Heilung ist bisher nicht möglich, doch kommt es unter der Therapie oft zu einer deutlichen Symptomlinderung und einer Verbesserung der Schlafqualität.

Zur Verfügung stehen in Deutschland:

- Restex® (L-Dopa + Benserazid)
- Adartrel® (Dopaminagonist Ropinirol)
- Sifrol® (Dopaminagonist Pramipexol)

Diese Arzneimittel werden in Kapitel 6 genauer besprochen.

2.1.4 Ursache: Narkolepsie (»Schlafkrankheit«)

Ätiologie und Epidemiologie

Die Schlafkrankheit Narkolepsie ist zwar eine sehr seltene Erkrankung, die Patienten stehen jedoch unter einem hohen Leidensdruck. Einerseits können sie nachts nicht richtig schlafen, andererseits schlafen sie am Tag aber gegen ihren Willen ein. Das führt zu vielen Problemen im Alltag.

In Deutschland leben etwa 40 000 Menschen mit der seltenen Diagnose »Narkolepsie«. Die Patienten haben einerseits Schwierigkeiten am Tage, sie leiden unter einer massiven Tagesschläfrigkeit, andererseits können die Patienten währen der Nacht oft nicht durchschlafen. Dies führt zu weit reichenden Konsequenzen für die Betroffenen. Ein erhöhtes Unfall- und Verletzungsrisiko, eingeschränkte Leistungsfähigkeit im Beruf und fehlendes Verständnis für die Erkrankung im sozialen Umfeld führen häufig zu großen persönlichen Problemen.

Die Krankheit bricht in der Regel zwischen Pubertät und frühem Erwachsenenalter aus, wobei beide Geschlechter gleich häufig betroffen sind. Je später die Erkrankung auftritt, umso leichter ist in der Regel der Verlauf.

Inzwischen haben sich außerdem Hinweise verdichtet, dass Erbfaktoren an der Auslösung einer Narkolepsie beteiligt sind, vermutlich trägt das Chromosom 6 bei Narkolepsiepatienten ein »Narkolepsie-Gen«. Dies erklärt die starke familiäre Häufung für das Auftreten der Erkrankung.

Symptome

Narkolepsie wird durch zwei Hauptsymptome charakterisiert, durch übermäßige Tagesschläfrigkeit und Kataplexie.

Die übermäßige Tagesschläfrigkeit kann den Patienten in völlig unpassenden Situationen überfallen, z. B. auch im Straßenverkehr. Dadurch sind die Patienten einem erhöhtem Unfall- und Verletzungsrisiko ausgesetzt. Die Patienten sind diesen Schlafattacken hilflos ausgesetzt, sie schlafen einfach ein.

Bei Kataplexien dagegen kommt es schlagartig zu einem Tonusverlust der Muskulatur. Eine Kataplexie kann von einem Schwächegefühl in den Knien bis hin zum Kollaps reichen. Dieses Schwächeerlebnis durchlebt der Patient bei vollem Bewusstsein, er kann jedoch nichts dagegen unternehmen. Ausgelöst werden Kataplexien oft durch emotionale Erlebnisse wie Lachen, Weinen oder Ärger.

Diagnostik

Die Diagnose erfolgt durch eine genaue Untersuchung im Schlafmedizinischen Zentrum bzw. Schlaflabor. Es zeigen sich typische Veränderungen im Schlafmuster von Narkolepsiepatienten.

Therapieoptionen

Ähnlich wie das RLS kann auch Narkolepsie bisher nicht geheilt werden. Die therapeutischen Mittel ermöglichen es jedoch, die Häufigkeit und Stärke der Beschwerden zu regulieren, so dass die Patienten ein relativ normales Leben führen können.

Zur Verfügung stehen in Deutschland:
— Xyrem® (Natriumoxybat) → BtM zur Behandlung der Kataplexie
— Ritalin® (Methylphenidat) → BtM zur Behandlung der Tagesmüdigkeit
— Vigil® (Modafinil) → zur Behandlung von Narkolepsie mit/ohne Kataplexie
Diese Arzneimittel werden in Kapitel 6 genauer besprochen.

Narkolepsie bricht meist in der Pubertät bzw. im frühen Erwachsenenalter aus, Männer und Frauen sind gleichermaßen betroffen.

Hauptsymptome der Narkolepsie sind übermäßige Müdigkeit am Tag und Kataplexie, ein Gefühl extremer Schwäche in der Muskulatur.

Durch die übermäßige Tagesmüdigkeit schlafen die Patienten plötzlich ein. Die führt zu gefährlichen Situationen.

Bei einer Kataplexie kommt es ganz plötzlich zum Spannungsverlust der Muskulatur, die Betroffenen brechen mitunter bei vollem Bewusstsein einfach zusammen, weil die Stützkraft der Muskulatur versagt. Ausgelöst wird solch ein Anfall häufig durch starke Emotionen, z. B. durch Lachen oder Angst.

Narkolepsie ist bisher nicht heilbar. Es stehen aber verschiedene Medikamente zur Auswahl, mit denen die Lebensqualität der Betroffenen deutlich erhöht werden kann.

2.1.5   Ursache: Schichtarbeit

Ätiologie und Epidemiologie

In vielen Betrieben, aber auch in vielen Gesundheitsberufen ist für ein funktionierendes System Schichtarbeit notwendig. In den letzten Jahren ist der Anteil der Berufstätigen, die zumindest gelegentlich im Nacht- oder Schichtdienst arbeiten, deutlich angestiegen: von 9,7 % aller Beschäftigten im Jahr 1993 auf 15,5 % im Jahr 2003 (Statistisches Bundesamt 2004). Üblich ist ein System aus drei verschiedenen Arbeitsschichten, die turnusgemäß durchlaufen werden: Frühschicht von 06:00–14:00 Uhr, Spätschicht von 14:00–22:00 Uhr und Nachtschicht von 22:00–06:00 Uhr. Vor allem die Nachtschichten sind für den Organismus eine starke Belastung, da der Arbeitnehmer gezwungen ist, gegen seinen von der inneren Uhr vorgegebenen physiologischen Rhythmus zu arbeiten. Das Risiko für die Entwicklung des so genannten Schichtarbeiter-Syndroms ist hierbei stark erhöht: die Betroffenen sind nicht dazu in der Lage, zur gewünschten Zeit einzuschlafen und leiden am Tag unter ausgeprägter Tagesmüdigkeit verbunden mit erhöhtem Unfall- und Verletzungsrisiko.

> 🗨 Das Schichtarbeitersyndrom ist eine Schlafstörung, die noch weitgehend unbekannt ist. Durch das Arbeiten entgegen der inneren Uhr entstehen langfristige Gesundheitsprobleme: die Betroffenen können zur gewünschten Zeit nicht einschlafen und sind während der Wachphasen nicht erholt.

Symptome

Folgende Symptome sind typisch für das Schichtarbeiter-Syndrom:
- Unfähigkeit zur erwünschten Zeit einzuschlafen
- Erhöhte Schläfrigkeit während der Wachphase
- Verminderte Aufmerksamkeit
- Erhöhtes Unfall-/Verletzungsrisiko während der Wachphase

Außerdem zeigen die Betroffenen ein deutlich erhöhtes Risiko für die Entwicklung von gastrointestinalen und kardiovaskulären Folgeerkrankungen.

> 🗨 Durch die ungenügende Erholung kommt es in der Wachphase zu einer verminderten Aufmerksamkeit und es besteht ein erhöhtes Unfall-/Verletzungsrisiko.

Diagnostik

Die Diagnose Schichtarbeitersyndrom wird durch ein ausführliches Anamnesegespräch gestellt. Diagnosekriterien sind hierbei einerseits anhaltende Schlafstörungen und erhöhte Tagesmüdigkeit über mindestens vier Wochen und andererseits die vorliegende Arbeits- und Alltagssituation. Eine Untersuchung im Schlaflabor ist in der Regel nur notwendig, wenn Behandlungsversuche erfolglos verlaufen und die Diagnose deshalb unklar bleibt.

Komplikationen

Neben dem erhöhten Unfall-/ und Verletzungsrisiko zeigen die Betroffenen ein deutlich erhöhtes Risiko für die Entwicklung von verschiedenen Folgeerkrankungen. 75 % der Betroffenen leiden unter Appetitstörungen, Magen- und Darmulzera treten etwa doppelt so häufig wie in der Allgemeinbevölkerung auf. Schichtarbeiter unterliegen außerdem einem doppelt so hohen Risiko zur Entwicklung von Diabetes mellitus als Arbeitnehmer mit geregelten Arbeitszeiten. Ihre Trigylceridspiegel sind signifikant erhöht, und das Risiko für die

> 🗨 Durch langjährige Schichtarbeit können ernste Erkrankungen entstehen: Diabetes mellitus und Erkrankungen des Herz-Kreislauf-Systems treten unter Schichtarbeitern vermehrt auf, aber auch die Entwicklung von Magengeschwüren ist deutlich erhöht.

Entwicklung von kardiovaskulären Erkrankungen scheint bei Schichtabeitern um 40% zuzunehmen. Aus diesen Gründen ist das Schichtarbeitersyndrom inzwischen als echte Schlafstörung anerkannt. Die Diagnostik und Therapie sind anerkannte medizinische Leistungen.

Therapieoptionen

Das Schichtarbeiter-Syndrom wird nach wie vor viel zu selten diagnostiziert bzw. therapiert, obwohl es inzwischen Therapieoptionen gibt, die bei vielen Betroffenen gute Effekte erzielen.

Folgende Maßnahmen sollten bedacht werden:

- Konsequenter **Vorwärtswechsel** der Arbeitszeiten: von Frühschicht auf Spätschicht auf Nachtschicht wechseln
- Umsetzung schlafhygienischer Maßnahmen: passive und aktive Entspannung vor dem Zubettgehen, ausgleichende körperliche bzw. geistige Tätigkeiten durchführen, vernünftige Ernährung, bequemes Bett und angenehme Schlafumgebung
- Lichttherapie am Arbeitsplatz mit Lichtquellen von > 1000 Lux: erwiesene Steigerung der Vigilanz während der Nachtschicht und Verbesserung des anschließenden Schlafes
- Beachtung erprobter Schlafregeln für den Schichtdienst
  Frühschicht: kein Nickerchen nach Schichtende, sondern abends – wenn möglich zeitlich vorverlegt – schlafen gehen
  Spätschicht: den normalen Schlafrhythmus möglichst beibehalten
  Nachtschicht: zwei Schlafperioden nutzen → 4–5 Stunden direkt nach Schichtende und 2–3 Stunden am späten Nachmittag oder frühen Abend
  Ein Befolgen dieser Schlafregeln hilft die Folgen des Schichtdienstes für den Organismus begrenzt zu halten.
- Kurzfristiger Einsatz von Benzodiazepinen bzw. Benzodiazepin-Analoga bei Problemen mit dem Ein- und Durchschlafen (vgl. Kap. 4.4)
- Modafinil (Vigil®) als Stimulans zur Steigerung der Leistungsfähigkeit und Konzentration in den Wachphasen von Schichtarbeitern (vgl. Kap. 4.12)

2.1.6   S 2-Leitlinie »Nicht-erholsamer Schlaf« der Deutschen Gesellschaft für Schlafforschung und Schlafmedizin (DGSM)

Die Entwicklung von Leitlinien zur Behandlung von Schlafstörungen steht in Deutschland noch am Anfang. Eine erste Arbeitsgrundlage bietet die Leitlinie »Nicht-erholsamer Schlaf« der Deutschen Gesellschaft für Schlafforschung und Schlafmedizin (DGSM) zur Behandlung von Dyssomnien. Daneben existieren Leitlinien für die Therapie spezielle Erkrankungen mit Auswirkung auf den Schlaf, z. B. die Leitlinie zur Behandlung der Narkolepsie oder des Restless-Legs-Syndroms der Deutschen Gesellschaft für Neurologie.

Die Therapieschritte gemäß der Leitlinie »Nicht-erholsamer Schlaf« sind in der folgenden Abbildung 2.1 veranschaulicht.

💬 Das Schichtarbeitersyndrom ist als echte Schlafstörung anerkannt, als Betroffener haben Sie dadurch Anspruch auf eine angemessene Therapie.

💬 Beim Schichtdienst sollte immer ein Vorwärtswechsel der Arbeitszeiten eingehalten werden, es sollte von der Frühschicht auf die Spätschicht und dann auf die Nachtschicht gewechselt werden. Dieser Wechsel der Schichten wird vom Körper am besten verkraftet.

💬 Es gibt erprobte Schlafregeln für Menschen, die im Schichtdienst arbeiten: Nach Ende der Frühschicht sollte man sich erst gegen Abend schlafen legen. Bei Spätschicht sollte der normale Schlafrhythmus möglichst beibehalten werden. Nach der Nachtschicht sollte man direkt nach Schichtende 4–5 Stunden schlafen und dann am Spätnachmittag oder frühen Abend erneut 2–3 Stunden versuchen zu schlafen. Diese Schlafregeln gilt es zu beachten, um Langzeitschäden durch die Schichtarbeit möglichst gering zu halten.

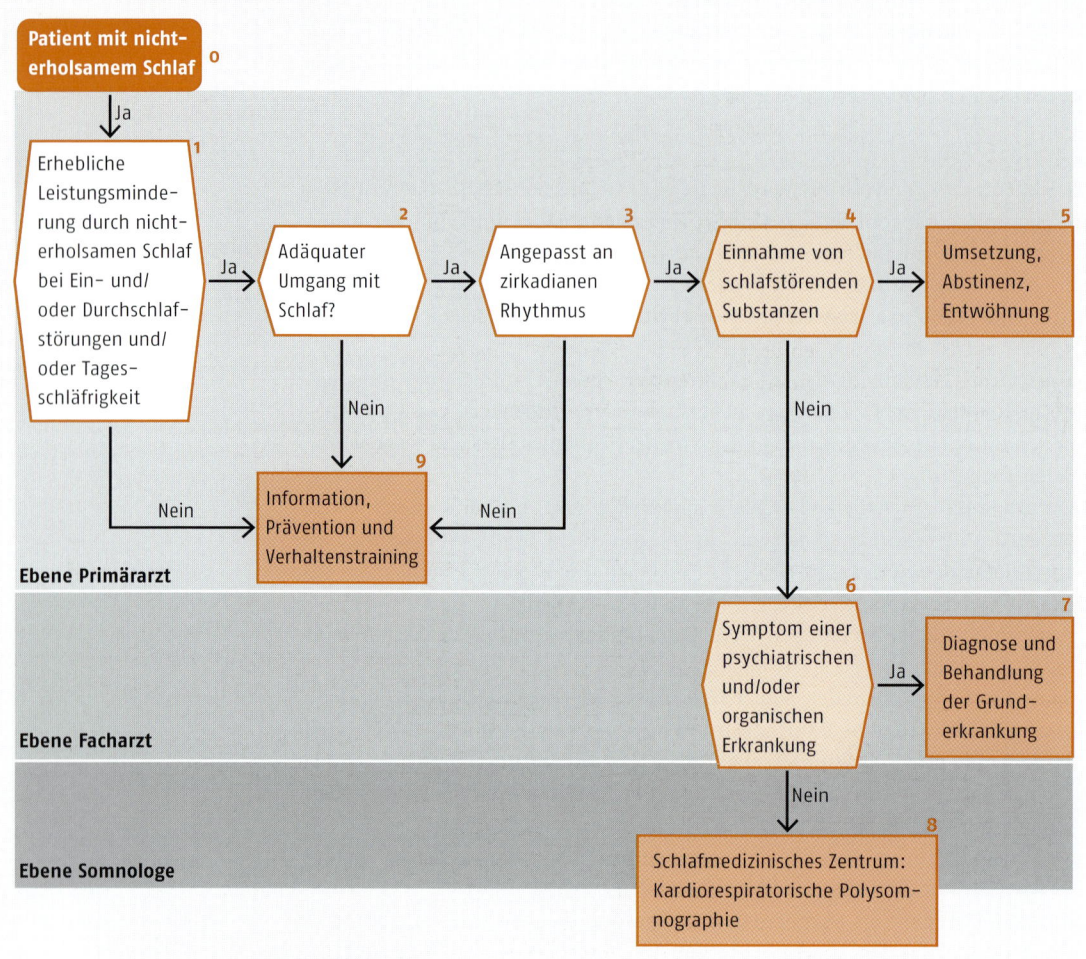

Abb. 2.1 Klinischer Algorithmus für die Leitlinie »Nicht-erholsamer Schlaf«

2.2 Parasomnien

2.2.1 Definition

Als Parasomnien werden schlafbezogene Anomalien bezeichnet, die sich durch motorische und/oder autonome Ereignisse aus dem Schlaf heraus auszeichnen: das motorische bzw. autonome Nervensystem wird unbewusst aktiviert, es kommt zu untypischen Verhaltensweisen während des Schlafens. Der Schlafende bemerkt von diesen Anomalien in der Regel nichts, die Erholungsfunktion des Schlafes ist meist unbeeinträchtigt.

Als Parasomnien werden untypische Verhaltensweisen während des Schlafens bezeichnet, z. B. Schlafwandeln oder Zähneknirschen. Solche Verhaltensweisen werden ohne den Willen des Betroffenen durch Fehlschaltungen im Nervensystem verursacht. Die Erholungsfunktion des Schlafes ist jedoch meist nicht beeinträchtigt.

2.2.2 Ursachen

Die Ursachen für Parasomnien liegen in Störungen der zentralnervösen Steuerung im Schlaf bzw. während der Übergänge zwischen den verschiedenen Schlafstadien.

2.2.3 Symptome und Diagnostik

Symptome

Parasomnien zeigen sehr unterschiedliche Symptome, je nachdem in welchem Schlafstadium die schlafbezogenen Anomalien auftreten.
- Aufwachstörungen: Schlaftrunkenheit, Schlafwandeln, Pavor Nocturnus
- Störungen des Schlaf-Wach-Übergangs: Sprechen im Schlaf, nächtliche Wadenkrämpfe
- REM-Schlaf assoziierte Parasomnien: Albträume, Schlaflähmung
- Andere Parasomnien wie Bruxismus (Zähneknirschen), nächtliche Enuresis (Einnässen), primäres Schnarchen

Typische Parasomnien sind Schlafwandeln, Sprechen im Schlaf, Zähneknirschen. Aber auch nächtliche Wadenkrämpfe, die bestimmt fast jeder schon einmal erlebt hat, zählen zu den Parasomnien.

Diagnostik

Immer wenn Parasomnien mit einer Gefährdung des Schlafenden bzw. seiner Umwelt einhergehen, kann eine genaue schlafmedizinische Diagnostik notwendig werden. Hierbei geht es vor allem um Präventionsmaßnahmen, aber auch um den Ausschluss von anderen Grunderkrankungen (z. B. Epilepsie), die ähnliche Symptome hervorrufen können, aber eine ganz andere Therapie erforderlich machen. Das Zähneknirschen (Bruxismus) kann meist durch den Zahnarzt diagnostiziert werden, da sich typische Mahlspuren am Gebiss zeigen. Den starken Schäden am Gebiss kann durch die Anpassung einer Schiene für die Zähne entgegen gewirkt werden. Diese Schiene wird bei Nacht getragen, die schädigende Wirkung des Zähneknirschens wird dadurch gemildert.

Parasomnien sind immer dann behandlungsbedürftig, wenn es zu einer Gefährdung des Patienten oder seiner Umwelt kommt. Sinnvoll ist z. B. beim Zähneknirschen die Anpassung einer Schiene für die Zähne, um die Zähne vor dem Abrieb durch das Knirschen zu schützen.

2.2.4 Therapieoptionen

Zurzeit existieren noch keine Leitlinien zur Therapie von Parasomnien, deshalb soll die Behandlung von Parasomnien an dieser Stelle nicht erörtert werden.

2.3   Sekundäre Schlafstörungen

2.3.1   Definition

Sekundäre Schlafstörungen entstehen als Folge einer körperlichen oder psychiatrischen Grunderkrankung. Sie können durch Insomnie, Hypersomnie oder Parasomnie gekennzeichnet sein. Die Behandlung der Grunderkrankung steht im Vordergrund, häufig legen sich dann auch die Schlafstörungen von selbst.

2.3.2   Einteilung

Die Ursachen für sekundäre Schlafstörungen sind vielfältig. Deshalb sind eine genaue Anamnese und eine gründliche Untersuchung durch den behandelnden Arzt notwendig, um mögliche Grunderkrankungen als Ursache der Schlafstörungen auszuschließen.

Als mögliche Ursache für sekundäre Schlafstörungen werden unterschieden:
- Psychiatrische Erkrankungen: Depressionen, Angst-/Panikstörungen…
- Neurologische Erkrankungen: Morbus Parkinson, Multiple Sklerose…
- Andere (internistische) Erkrankungen: nächtliches Asthma, nächtlicher gastroösophagaler Reflux, nächtliche kardiale Ischämie, akute/chronische Schmerzen, Schilddrüsenerkrankungen…

Da die Ursachen für sekundäre Schlafstörungen so vielfältig sind, sollen im Folgenden einige typische Krankheitsbilder vorgestellt werden, die Schlafstörungen nach sich ziehen können.

2.3.3   Ursache: Depressionen

Depressionen gehören zu den häufigsten und hinsichtlich ihrer Schwere am meisten unterschätzten Erkrankungen. Statistisch gesehen erkrankt jeder fünfte Bundesbürger ein Mal im Laufe seines Lebens an einer Depression. Insgesamt leiden in Deutschland derzeit ca. vier Millionen Menschen an einer behandlungsbedürftigen Depression, die Dunkelziffer ist jedoch sehr hoch. Erstes Anzeichen einer beginnenden Depression sind häufig Schlafstörungen.

Symptome

Eine Depression kann sich durch ganz unterschiedliche körperlich und psychische Beschwerden auszeichnen, deshalb werden Depressionen auch häufig nicht bzw. erst sehr spät erkannt.

Psychische Beschwerden:
- Innere Leere, Hilflosigkeit
- Gefühle von Schuld, Angst, Trauer und Verzweiflung
- Pessimistische Grundeinstellung, starke Grübelneigung
- Konzentrationsprobleme
- Suizidgedanken
- Sozialer Rückzug, Probleme bei der Bewältigung des Alltags

Marginal notes (left column):

Sekundäre Schlafstörungen treten immer als Folge einer Grunderkrankung des Patienten auf. Deshalb steht die bestmögliche Behandlung dieser Grunderkrankung im Vordergrund der Therapie.

Die Auslöser für sekundäre Schlafstörungen sind sehr vielfältig. Deshalb ist eine genaue Diagnose durch den Arzt unerlässlich.

Schlafstörungen sind häufig das erste Anzeichen für eine Depression. Aber eine Depression kann – wenn sie erkannt wird – gut behandelt werden, so dass sich die Schlafstörungen von selbst legen.

Psychische Beschwerden, die bei einer Depression auftreten, sind unangemessene Gefühle von Verzweiflung, Trauer und Angst. Es überwiegen pessimistische Gedanken und die Patienten verlieren sich in Grübeleien. Letztlich lässt sich der Alltag nicht mehr bewältigen.

Körperliche Beschwerden:

— Schlafstörungen: Einschlafstörungen, aber auch frühzeitiges Erwachen ohne erneutes Einschlafen
— Appetitstörungen, Gewichtsverlust
— Libidoverlust
— Schnelle Ermüdbarkeit
— Diffuse körperliche Beschwerde ohne erkennbare Ursache, z. B. auch Schmerzen

> Neben den Schlafstörungen zeigen die Betroffenen auch andere typische körperliche Symptome, z. B. Appetitverlust, schnelle Ermüdbarkeit und diffuse Beschwerden ohne erkennbare Ursache.

Diagnostik

Die Diagnostik einer Depression ist schwierig, weil die Beschwerden oft nicht greifbar und sehr unterschiedlich sind. Eine gute Fragetechnik sowie eine hohe Sensibilisierung für das Krankheitsbild ist die wichtigste Voraussetzung für die Diagnosestellung durch den Arzt.

Therapieoptionen zur Behandlung der Schlafstörungen bei Depressionen

Gerade die Schlafstörungen bei einer depressiven Grunderkrankung lassen sich im Gesamttherapiekonzept mit leicht sedierenden Antidepressiva gut und schnell beherrschen, so dass die Depression im Anschluss ausheilen kann.

Geeignete Antidepressiva mit sedierender Wirkung:

— Amineurin® (Amitryptilin)
— Aponal® (Doxepin)
— Stangyl® (Trimipramin)
— Thombran® (Trazodon)

Diese Arzneimittel werden in Kapitel 4.6 näher besprochen.

> Schlafstörungen als Folge einer Depression lassen sich mit müde machenden Antidepressiva in geringer Dosierung gut behandeln.

2.3.4 Ursache: Demenz

Bei einer Demenz kommt es im Zuge der Degeneration des Gehirns meist auch zu Schlafstörungen: die Nervenzellen im suprachiasmatischen Nukleus, dem Sitz der inneren Uhr, werden zerstört, so dass der innere Taktgeber ausfällt. Die Patienten leiden häufig an einer allgemeinen Orientierungsstörung, wobei externe Zeitgeber (Wechsel zwischen Hell/Dunkel, Essenszeiten) nicht mehr richtig eingeordnet werden können. Dies führt zu Ängsten und Unruhezuständen, die den unregelmäßigen Schlaf-Wach-Rhythmus verstärken und Schlafstörungen verschlimmern. Nicht zuletzt kann eine Depression die Demenz überlagern und die Schlafstörungen noch zusätzlich verstärken.

> Bei einer Demenz kommt es zum Untergang von Gehirngewebe. Dadurch geht die Funktion der inneren Uhr verloren, aber auch äußere Taktgeber für den Schlaf-Wach-Rhythmus wie der Wechsel von Hell und Dunkel können durch den Patienten nicht mehr richtig bewertet werden. Der Schlafrhythmus kommt oft völlig aus dem Gleichgewicht.

Symptome der Schlafstörungen bei Demenzpatienten

Demenzpatienten zeigen typische Veränderungen im Schlafverhalten: bei einsetzender Dämmerung werden die Patienten unruhig, der Schlaf ist sehr flach und die Schlafdauer verkürzt, beim nächtlichen Erwachen sind die Patienten desorientiert und verwirrt.

– Zunehmende Unruhe und Erregung der Patienten bei einsetzender Dunkelheit.
– Flacher Schlaf mit leichter Weckschwelle.
– Zeitliche und räumliche Desorientierung beim nächtlichen Erwachen: Patienten stehen auf, irren verwirrt und erregt umher, bringen sich dadurch evtl. selbst in Gefahr.
– Frühmorgendliches Erwachen vor der üblichen Aufwachzeit.

Die sehr belastende Situation durch die massiven Schlafstörungen von Demenzpatienten ist einer der Hauptgründe dafür, dass die Familienangehörigen mit der Pflege ihrer erkrankten Angehörigen überfordert sind und sie in ein Pflegeheim verlegen. Die Schlafstörungen greifen ansonsten oft auf die gesamte Familie über.

Therapieoptionen für die Schlafstörungen bei Demenzpatienten

Um Schlafstörungen bei Demenzpatienten möglichst gering zu halten ist es sinnvoll, die Patienten während des Tages zu beschäftigen und am Tag möglichst wenig schlafen zu lassen. Außerdem kann eine medikamentöse Therapie Nutzen bringen.

Die Behandlung von Schlafstörungen bei Demenzpatienten sollte in ein Gesamttherapiekonzept eingebunden sein:
– Aktivierung der Patienten während des Tages.
– Verkürzung des Schlafes während des Tages auf max. 30 Minuten.
– Konsequente Behandlung organischer und psychischer Begleiterkrankungen sowie Therapie mit Antidementiva zur Verlangsamung des Fortschreitens der Erkrankung.
– Medikamentöse Therapiemöglichkeiten
  – Benzodiazepin-Rezeptoragonisten: kurze HWZ, kein Hang-over (vgl. Kap. 4.4)
  – Niedrig dosierte Neuroleptika (vgl. Kap. 4.5)

Eher ungeeignet für die medikamentöse Therapie von Schlafstörungen bei Demenzkranken sind:
– Benzodiazepine: Gefahr von paradoxen Reaktionen, Hang-over und erhöhtes Sturzrisiko.
– Antidepressiva: morgendliche Schläfrigkeit, erhöhtes Risiko für Herzrhythmusstörungen, mögliche Verstärkung von Verwirrtheitszuständen.

2.3.5 Ursache: Morbus Parkinson

Schlafstörungen treten im Verlauf einer Parkinson-Erkrankung sehr häufig auf. Hier hilft oft eine Umstellung der Parkinson-Medikation in Rücksprache mit dem Arzt.

Viele Parkinson-Patienten sind von Schlafstörungen betroffen, wobei die Ursache entweder in der Erkrankung selbst begründet liegt, häufig jedoch auch eine Medikamentennebenwirkung ist. Eine genaue Rücksprache mit dem behandelnden Arzt ist deshalb dringend notwendig, um eine bestmögliche Therapieeinstellung zu erreichen.

Symptome

- Ein- und Durchschlafprobleme
- Nächtliche Steifigkeit und Unbeweglichkeit, verbunden mit Schmerzen
- Nächtlicher Harndrang
- Nächtliche Unruhe bis hin zu Alpträumen
- Vermehrte Tagesmüdigkeit

Parkinson-Patienten leiden oft an Schlafstörungen, die durch nächtlichen Harndrang und Schmerzen auf Grund der Steifigkeit zusätzlich verschärft werden.

Therapieoptionen

- Verzicht auf abendliche Gabe von anregenden Parkinson-Medikamenten wie z. B. Amantadin und Selegilin.
- Abendliche Medikation mit retardierten Parkinson-Medikamenten, um Abfallen des Wirkspiegels während der Nacht zu vermeiden: Steifigkeit und Unbeweglichkeit gehen zurück, oft auch nachlassender Harndrang in der Nacht.
- Bei Unruhe und Alpträumen: Dosisanpassung der Parkinson-Medikation.
- I. d. R. kein Einsatz von zusätzlichen Schlafmitteln!!!

Die abendliche Gabe einer Retard-Tablette Ihres Medikamentes hält den Wirkstoffspiegel im Blut hoch: dadurch bessern sich Ihre Probleme mit dem Schlaf.

2.3.6 Ursache: Schlafbezogenes Asthma

Bei Asthma und anderen Erkrankungen der Lunge kann es durch die Veränderungen im Respirationstrakt zu ausgeprägten Schlafstörungen kommen. Durch die Entspannung der glatten Muskulatur der Atemwege während des Schlafens verengen sich die Atemwege. Verstärkt wird diese Einengung der Atemwege durch die liegende Position des Schlafenden, da das entspannte Zwerchfell den Brustraum zusätzlich verengt. Bei Lungenkranken führen diese eigentlich minimalen Einschränkungen der Atemwege zu krankhaften Atemstörungen.

Im Schlaf kann es durch die liegende Position und die Entspannung der Muskulatur zu einer Verstärkung der Atemprobleme bei Asthma kommen. Dadurch leidet die Schlafqualität.

Symptome

- Weckreaktion mit Blutdruckanstieg und Pulserhöhung durch eingeschränkte Lungenfunktion
- Hustenreiz durch Sekretstau in den Bronchien
- Verminderte Schlafdauer und Schlafqualität, verbunden mit erhöhter Tagesmüdigkeit

Ein Asthmaanfall während der Nacht bedeutet für den Körper massiven Stress: durch das plötzliche Erwachen steigen Blutdruck und Pulsfrequenz.

Therapieoptionen

Nur durch eine konsequente Therapie gemäß Asthma-Stufenplan können die asthmabedingten Schlafstörungen weitgehend beherrscht werden. Zum Einsatz kommen:

- Langwirksame β_2-Sympathomimetika (Foradil® P, Oxis® Turbohaler 6/12 µg)
- Theophyllin-Präparate (Bronchoretard® 350)

Schlafstörungen durch Asthma lassen sich gut beherrschen. Bitte sprechen Sie mit Ihrem behandelnden Arzt.

Nehmen Sie die Theophyllin-Kapsel auf der Bettkante ein, dann verschlafen Sie evtl. auftretende Nebenwirkungen.

Praxistipp

Theophyllin-Medikamente sollten jeweils direkt vor dem Schlafen eingenommen werden, um den stimulierenden Effekt zu verschlafen.

2.3.7   Ursache: Nächtlicher ösophagaler Reflux

Etwa ⅔ aller Patienten, die unter Sodbrennen leiden, haben Refluxsymptome auch während der Nacht. Der Leidensdruck durch Refluxbeschwerden in der Nacht ist jedoch wesentlich höher zu bewerten als Beschwerden, die während des Tages auftreten. Neben den Schmerzen führt das nächtliche Sodbrennen auch zu Veränderungen von Schlafqualität und -quantität.

Refluxbeschwerden während der Nacht können langfristige Gesundheitsschäden verursachen: Kehlkopfentzündungen oder eine chronische Bronchitis können die Folgen sein. Sprechen Sie bitte unbedingt mit Ihrem Arzt über Ihre Schlafprobleme wegen dem Säurerückfluss aus dem Magen.

Symptome

- Erschwertes Ein-/Durchschlafen durch Schmerzen hinter dem Brustbein.
- Husten, Räuspern, chronische Kehlkopfentzündung, chronische Bronchitis u. a. aufgrund der dauerhaften Reizung durch zurück fließenden Magensaft.

Therapieoptionen

- Schlafen mit erhöhtem Oberkörper
- Meiden von Säure**lockern** (Kaffee, Alkohol)
- Mehrere kleine Mahlzeiten anstelle von drei großen Mahlzeiten
- Verzicht auf einengende Kleidung
- Gewichtsreduktion
- Antazida: jeweils 1 Stunde nach dem Essen und zur Nacht (Maaloxan®, Talcid®)
- Prokinetika: zur schnelleren Magenentleerung und besseren Tonisierung des Speiseröhrenschließmuskels (Paspertin® Tropfen)
- H_2-Antihistaminika: zur Senkung der Säurebildung in den Belegzellen der Magenschleimhaut (Zantic®150/300 mg)
- Protonenpumpenhemmer (Nexium®, Omep® Hexal): zur Blockade der Magensäurebildung → Mittel der Wahl

Versuchen Sie mit leicht erhöhtem Oberkörper zu schlafen und meiden Sie den Genuss von Säurelockern wie z. B. Alkohol und Kaffee. Auch die Umstellung von 3 Hauptmahlzeiten auf mehrere kleinere Mahlzeiten über den Tag verteilt bringt vielen Betroffenen Erleichterung.

Protonenpumpenhemmer wie z. B. Omeprazol sind Mittel der Wahl bei nächtlichen Refluxbeschwerden. Sprechen Sie bitte mit Ihrem Arzt darüber.

Merke

Sekundäre Schlafstörungen werden durch unterschiedlichste Grunderkrankungen verursacht, so dass eine einheitliche Therapieempfehlung geregelt durch Leitlinien nicht existiert. Im Vordergrund stehen das Erkennen und die bestmögliche Behandlung der Grunderkrankung.

2.4 Schlafstörungen bei Säuglingen und Kindern

Bereits im Säuglings- und Kindesalter kann es zu Schlafstörungen kommen, etwa 30 % aller Kinder sind hiervon betroffen. Am häufigsten leiden Kinder unter Einschlafstörungen sowie unter häufigem nächtlichen Erwachen mit Schwierigkeiten beim erneuten Einschlafen. Derartige Schlafstörungen werden durch Reizüberflutung durch Medien oder Computerspiele verstärkt. In den ersten Lebensmonaten eines Neugeborenen ist der zirkadiane Rhythmus noch nicht ausgebildet, das Baby verschläft etwa 16 Stunden innerhalb eines 24stündigen Tages. Erst ab dem 3. Lebensmonat entwickelt sich der Tag-Nacht-Rhythmus mit deutlich längeren Schlafphasen während der Nacht. Dies wird unterstützt durch den Wechsel von Hell und Dunkel in Kombination mit regelmäßigen Alltagsgewohnheiten im Umgang mit dem Kind. Auffallend ist auch der im Vergleich zum Erwachsenen wesentlich höhere Anteil des REM-Schlafs beim Säugling. Man vermutet, dass diese REM-Schlafphasen zur Verarbeitung und Speicherung der vielen neuen Reize und Erlebnisse notwendig sind.

Länger andauernde Schlafstörungen im Säuglings- und Kindesalter wirken sich auf die weitere körperliche und geistige Entwicklung der kleinen Patienten aus. Außerdem führen Schlafstörungen der Kinder meist automatisch auch zu Schlafstörungen bei den Eltern mit der Folge von körperlichen und psychischen Beschwerden bei den Erwachsenen. Dieser Entwicklung sollte möglichst frühzeitig entgegen gesteuert werden.

> 🗨 Schon ca. 30% aller Säuglinge und Kinder leiden unter Schlafstörungen. Im Vordergrund stehen Probleme mit dem Einschlafen.

> 🗨 Säuglinge entwickeln erst ab dem 3. Lebensmonat den normalen Tag-Nacht-Schlafrhythmus mit längeren Schlafperioden während der Nacht. In den ersten Lebenswochen ist dieser Rhythmus noch nicht ausgebildet.

> 🗨 Langfristige Schlafstörungen im Säuglings- und Kindesalter schaden der gesunden Entwicklung des Kindes. Sprechen Sie über dieses Problem bitte unbedingt mit dem Kinderarzt.

2.4.1 Ursachen

Wie beim Erwachsenen sind die Ursachen für Schlafstörungen bei Säuglingen und Kindern ebenfalls sehr vielfältig. Es gibt jedoch eine Reihe von Schlafstörungen, die besonders im Kindesalter auftreten und die deshalb kurz vorgestellt werden sollen:

Extrinsische Dyssomnien durch falsche Schlafhygiene
- fehlendes Einschlafritual: Gute-Nacht-Geschichte, Schlaflied etc.
- unpassende Schlafatmosphäre: Licht, Lärm, Temperatur…
- Fehlen eines regelmäßigen Tagesablaufes mit festen Schlafenszeiten und festen Essenszeiten.

Psychoreaktive Schlafstörungen in Folge von
- familiären Konfliktsituationen
- Schul-/Trennungsängsten
- unverarbeiteten Tageserlebnissen

Nahrungsmittelintoleranz/-allergien
- Abdominalkoliken als Reaktion auf Kuhmilchallergie

Obstruktive Schlafapnoe im Kindesalter
- bei ca. 3 % aller Kinder

> 🗨 Häufig liegt die Ursache für Schlafstörungen bei Kleinkindern in einer falschen Schlafhygiene begründet: Kinder brauchen ein Einschlafritual mit Schlaflied oder Gute-Nacht-Geschichte und feste Schlafenszeiten. Auch sollte die Schlafumgebung stimmen.

— mögliche Symptome: Schnarchen, kloßige Sprache, verzögerte Sprachentwicklung, Mundatmung, Untergewicht und Minderwuchs, Nachtschweiß, Hyperaktivität und Konzentrationsschwäche am Tag

— Ursache: häufig vergrößerte Rachenmandeln, die operativ entfernt werden können (Tonsillektomie)

Schlafassoziierte Epilepsie

— Erkrankungsmaximum bei Kindern zwischen 2 – 12 Jahren

— häufig Normalisierung während der Pubertät

— unterschiedliche Ausprägungen: mit/ohne Koordinations-, Orientierungs- und Sprachstörungen

Säuglings-Schlafapnoe

— zentrale und/oder obstruktive Ursachen

— erhöhtes Risiko bei Frühgeborenen, bei neuronalen Störungen und Myopathien

— evtl. schlafbezogene Beatmungstherapie notwendig

2.4.2 Beschwerden, Symptomatik, Diagnostik

Schlafstörungen im Kindesalter – egal welcher Art – sind kein Fall für die Selbstmedikation. Sie bedürfen immer der eingehenden Diagnose und Therapie durch einen schlafmedizinisch geschulten Kinderarzt. Oft ist die Zusammenarbeit mit einem Kinder- bzw. Jugendpsychiater notwendig. Liegen Obstruktionen der oberen Atemwege vor, kann auch das Hinzuziehen eines HNO-Arztes erforderlich sein. Zur Diagnosestellung kann auch eine Untersuchung im Schlaflabor sinnvoll sein.

2.4.3 Therapieoptionen

Auch bei kindlichen Schlafstörungen steht die Behandlung der vorliegenden Grunderkrankung an erster Stelle.

Der Einsatz von klassischen Schlafmitteln hat nur eine untergeordnete Bedeutung, sehr viel wichtiger sind eine gesunde Schlafhygiene und Schlaferziehung, evtl. in Verbindung mit einer psychotherapeutischen Betreuung.

Zur Behandlung kindlicher Schlafstörungen existieren kaum klinische Studien, die Therapieempfehlungen beziehen sich meist auf die Meinung von Experten mit hohem Erfahrungsschatz in der Behandlung von Schlafstörungen im Kindesalter (vgl. Leitlinien der Dt. Gesellschaft für Kinder und Jugendpsychiatrie und -psychotherapie: Nichtorganische Schlafstörungen). In seltenen Fällen kann der kurzfristige Einsatz von sedierende Neuroleptika (z. B. Pipamperon), Antihistaminika oder auch Benzodiazepinen erforderlich sein, um den Teufelskreis der Insomnie mit allen sich daraus ergebenden Komplikationen zu durchbrechen.

Randnotizen:

Obstruktive Schlafapnoe im Kindesalter wird häufig durch vergrößerte Rachenmandeln verursacht. Hier kann eine Operation Abhilfe schaffen.

Schlafstörungen im Kindesalter sind kein Fall für die Selbstbehandlung. Sprechen Sie bitte mit dem Kinderarzt über das Problem.

Bei der Behandlung von kindlichen Schlafstörungen stehen Schlaferziehung und Schlafhygiene im Vordergrund. Medikamente werden eher selten eingesetzt und sollten von einem erfahrenen Kinderarzt verordnet werden.

3 Beratung bei der Abgabe von OTC-Arzneimitteln

Schlafstörungen gehen mit einem hohen Leidensdruck für die Betroffenen einher, daher haben Schlafmittel einen hohen Stellenwert im Apothekensortiment.

Ein ideales Schlafmittel sollte folgende Anforderungen erfüllen:
— Keine Veränderung des physiologischen Schlafprofils mit den verschiedenen Schlafphasen
— Geringe Toxizität auch bei Überdosierung
— Keine Anreicherung im Organismus
— Keine negativen Nachwirkungen am folgenden Tag (»Hang-Over«)
— Kein Wirkungsverlust auch bei längerer Anwendung

Ein solches ideales Schlafmittel gibt es bisher nicht, auch freiverkäufliche Schlafmittel erfüllen diese Anforderungen nicht!

Die Vor- und Nachteile der Therapie mit den verschiedenen zur Verfügung stehenden Schlafmitteln sollen im Folgenden besprochen werden.

3.1 Abgrenzung zum Arztbesuch

Die Behandlung von Schlafstörungen sollte sich immer an ihrer Ursache orientieren. Bei einer konsequenten Therapie der Grunderkrankung legen sich häufig auch die Schlafstörungen.

Hinterfragen Sie grundsätzlich die Eigendiagnose »Schlafstörung«. Oft sind die Schlafstörungen Folgen einer unbehandelten Grunderkrankung, so dass ein Verweis an den Arzt angebracht ist.

Grundsätzlich ungeeignet für die Selbstmedikation sind Schlafstörungen bei
— Schwangeren und stillenden Müttern
— Kindern und Jugendlichen
— Verdacht auf psychische Erkrankungen (Sucht, Depression, Psychose)
— Verdacht auf Schlafapnoe

Die Grenzen der Selbstmedikation von Schlafstörungen sind immer dann erreicht, wenn
— der Nachtschlaf dauerhaft gestört ist,
— die Leistungsfähigkeit am Tag stark beeinträchtigt ist,
— beide Beschwerden seit mind. 4 Wochen vorliegen.

Schlafstörungen erzeugen einen hohen Leidensdruck. Die Nachfrage nach Schlafmitteln ist dementsprechend groß.

Das ideale Schlafmittel ohne Nebenwirkungen und Risiken in der Behandlung gibt es leider nicht.

Sie wissen bestimmt, dass Schlafmittel in Schwangerschaft und Stillzeit nicht eingesetzt werden dürfen. Die Risiken für die Entwicklung des Kindes sind nicht abschätzbar.

Schlafstörungen bei Kindern und Jugendlichen sind kein Fall für die Selbstmedikation. Langfristige Schlafstörungen können zu Entwicklungsstörungen bei Kindern und Jugendlichen führen.

Diese Kriterien müssen im Beratungsgespräch geklärt werden, um den Patienten gegebenenfalls an den Arzt zu verweisen.

💬 Da Ihre Beschwerden weniger als 4 Wochen andauern und Sie sonst keine weitere Grunderkrankung haben ist es möglich Ihre Einschlafstörung in der Selbstmedikation zu behandeln. Sollten sich Ihre Beschwerden nicht bessern, gehen Sie bitte zu einem Arzt.

> **Praxistipp**
>
> Die Selbstmedikation von Schlafstörungen bei Erwachsenen ist grundsätzlich möglich bei
> - Einschlafstörungen: Zeit bis zum Einschlafen > 30 Min.
> - Durchschlafstörungen: Erwachen und Probleme mit dem erneuten Einschlafen nach weniger als 6 Stunden
> - Vorzeitigem Erwachen durch äußere Faktoren (1–2 Stunden vor der Zeit)
> - **Dauer der Schlafstörungen: < 4 Wochen**
> - Keine für den Schlaf bedeutsame Grunderkrankung bzw. Dauermedikation

3.2 BAK-Leitlinie: fünf Fragen

Eine gute Beratung in der Selbstmedikation ist nur durch gezieltes Fragen und Sammeln von Informationen möglich. Durch eine geschickte Gesprächsführung lässt sich die Eigendiagnose hinterfragen und das bestmögliche Medikament auswählen. Gleichzeitig kann abgeklärt werden, ob ein Arztbesuch notwendig ist.

Folgende Fragen sollten in Anlehnung an die BAK-Leitlinie zur Information und Beratung des Patienten bei der Abgabe von Arzneimitteln im Rahmen der Selbstmedikation geklärt werden:

3.2.1 Fragen zur Person des Anwenders

💬 Ist das Schlafmittel für Sie selbst oder sollen Sie es mitbringen? Für manche Patientengruppen, z. B. für Schwangere ist das Arzneimittel nicht geeignet.

Hier sollte abgeklärt werden, für wen das gewünscht Arzneimittel bestimmt ist. Wichtige Informationen zur betroffenen Person sind z. B. Alter und Geschlecht. Es gilt:
- Keine Selbstmedikation mit Schlafmitteln in Schwangerschaft und Stillzeit.
- Keine Selbstmedikation von Schlafstörungen bei Kindern.

3.2.2 Fragen zum Beschwerdebild

💬 Können Sie sich erklären, woher Ihre Schlafstörungen kommen? Wie stellen sich die Beschwerden denn dar: Haben Sie eher Einschlaf- oder Durchschlafstörungen?

Hier sollte abgeklärt werden, ob die Schlafstörungen ein Fall für die Selbstmedikation sind. Grundsätzlich ist die Selbstmedikation möglich bei
- Einschlafstörungen, d. h. Zeit bis zum Einschlafen > 30 Minuten,
- Durchschlafstörungen nach weniger als sechs Stunden Schlaf mit langem nächtlichen Wachliegen,
- Vorzeitigem Erwachen.

3.2.3 Fragen zur Dauer der Beschwerden

Um die Grenzen der Selbstmedikation zu hinterfragen, sollte nach der Dauer der vorliegenden Schlafstörungen gefragt werden.

- Chronische Schlafstörungen, die länger als 4 Wochen bestehen, müssen ärztlich abgeklärt werden!

3.2.4 Fragen zu anderen Erkrankungen bzw. zur Anwendung anderer Arzneimittel

Viele freiverkäufliche Schlafmittel zeigen ernste Wechselwirkungen mit anderen Medikamenten bzw. sind bei verschiedenen Grunderkrankungen kontraindiziert. Außerdem sind manche Krankheiten und Arzneimittel mit Schlafstörungen als Symptom bzw. Nebenwirkung behaftet. Hier ist der Einsatz von Schlafmitteln dann häufig der falsche Therapieansatz.

Deshalb sollte immer nach möglichen Grunderkrankungen bzw. einer eventuellen Dauermedikation gefragt werden.

H_1-Antihistaminika sind kontraindiziert

- bei Engwinkelglaukom → mögliche Auslösung eines Glaukomanfalls!
- bei Blasenentleerungsstörungen mit Restharnbildung (Prostataerkrankungen!) → Verschlechterung der Beschwerden!
- bei Epilepsie
- im akutem Asthma-Anfall
- in Schwangerschaft und Stillzeit

Schlafstörungen können (mit-)ausgelöst werden durch die Therapie mit

- Antihypertonika (β-Blocker, α-Blocker, Diuretika…)
- Hormonpräparaten (Schilddrüsenhormone, Steroide)
- Antiasthmatika (Theophyllin, β-Sympathomimetika)
- Antibiotika (v. a. Gyrasehemmer)…

3.2.5 Fragen zu bisherigen Behandlungsversuchen

Hier sollte abgeklärt werden, ob bzw. was der Patient bereits gegen seine Schlafprobleme unternommen hat – auch um dem Missbrauch von Schlafmitteln vorzubeugen. Es bietet sich hier auch an, zu hinterfragen, ob der Patient die Regeln zur Schlafhygiene kennt und befolgt.

Durch die Beantwortung dieser Fragen wird eine bestmögliche Beratung des Patienten in der Apotheke ermöglicht.

> 💬 Schlafmittel sollten aufgrund einer gewissen Gewöhnungsgefahr nicht langfristig angewendet werden. Darf ich fragen, wie lange Ihre Schlafprobleme schon andauern?

> 💬 Wie Sie vielleicht wissen, können Schlafstörungen auch durch Medikamente ausgelöst werden. Gleichzeitig vertragen sich Schlafmittel nicht mit manchen Arzneimitteln. Darf ich deshalb fragen, ob Sie andere Arzneimittel in Gebrauch haben, z. B. einen Asthmaspray oder Blutdrucktabletten?

> 💬 Was haben Sie denn bisher gegen Ihre Schlafstörungen unternommen? Haben sich Ihre Lebensumstände in irgendeiner Weise verändert? Oft sind es kleine Veränderungen im persönlichen Umfeld, die Schlafstörungen auslösen können.

Praxistipp

Lassen Sie sich nicht entmutigen, nicht jeder Patient wird eine ausführliche Beratung zulassen. Wir sollten unsere Aufgabe jedoch ernst nehmen und die Beratung trotzdem jedem Patienten aufs Neue anbieten. Entscheiden über die Annahme des Angebotes zur Beratung wird dann der Kunde selbst.

3.3   Fließschema Auswahlkriterien

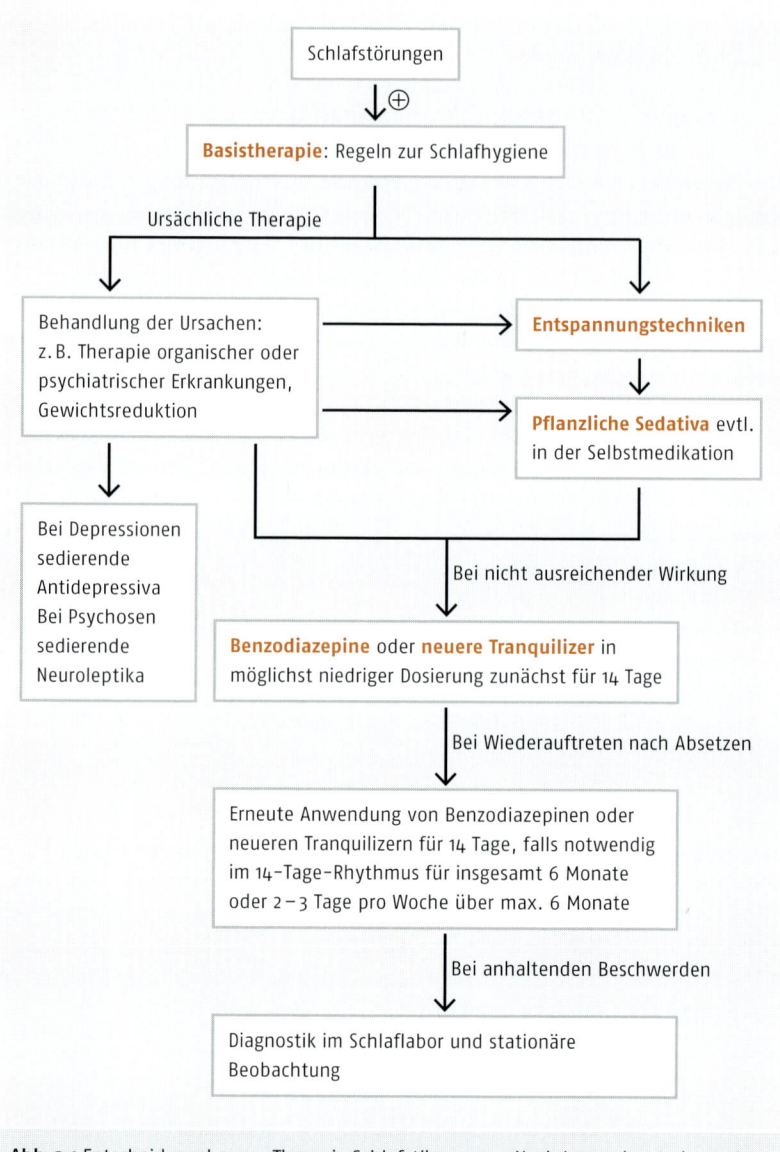

Abb. 3.1 Entscheidungsbaum »Therapie Schlafstörungen«. Nach Lennecke et al. 2006

3.4 Beratung bei der Abgabe von H$_1$-Antihistaminika

3.4.1 Wirkungsweise

Bei der Anwendung von H$_1$-Antihistaminika der 1. Generation als Schlafmittel nutzt man die starke sedierende Nebenwirkung dieser Arzneistoffe als Hauptwirkung aus.

In die Therapie eingeführt wurden diese H$_1$-Antihistaminika der 1. Generation als Arzneimittel zur Behandlung von allergischen Beschwerden. Bei einer allergischen Reaktion vom Typ 1 wird in großen Mengen Histamin freigesetzt und setzt eine regelrechte Kettenreaktion in Gang: durch Bindung von Histamin an H$_1$-Rezeptoren kommt es zur Kontraktion der glatten Muskulatur in Bronchien, Darm und Blutgefäßen, zur Erweiterung und erhöhten Permeabilität der Blutkapillare und zum Anschwellen von Nasenschleimhaut und Bindehaut. Die Erregung von H$_1$-Rezeptoren im Gehirn wiederum löst Erbrechen aus und steigert die Wachheit.

H$_1$-Antihistaminika verdrängen Histamin kompetitiv vom H$_1$-Rezeptor und können auf diesem Weg allergische Reaktionen abschwächen, Übelkeit und Erbrechen lindern und bei entsprechender ZNS-Gängigkeit durch den zentralen Angriff im Gehirn die Müdigkeit erhöhen. Neuere H$_1$-Antihistaminika können die Blut-Hirn-Schranke nicht mehr überwinden, so dass der sedierende Effekt kaum mehr ins Gewicht fällt. H$_1$-Antihistaminika der 1. Generation werden heute nicht mehr als Antiallergika, sondern vornehmlich als Schlafmittel eingesetzt, die ursprüngliche Nebenwirkung wurde also zur gewünschten Hauptwirkung umfunktioniert.

Problematisch für den unkontrollierten Einsatz der H$_1$-Antihistaminika der 1. Generation ist ihre Einstufung als so genannte »dirty drugs«: derartige Arzneistoffe zeigen keine echte Rezeptorselektivität. Im Fall der H$_1$-Antihistaminika heißt dies, dass die Substanzen neben der Bindung an Histaminrezeptoren eine hohe Affinität zur Bindung an muscarinische Acetylcholinrezeptoren und Dopaminrezeptoren zeigen. Die fehlende Rezeptorselektivität ist die Ursache für die beträchtlichen Nebenwirkungen und Kontraindikationen dieser Arzneistoffe und beschränken ihren breiten, unkritischen Einsatz in der Therapie.

Schlafmittel vom Typ der H$_1$-Antihistaminika wurden ursprünglich als Antiallergika entwickelt. Inzwischen nutzt man die ersten Vertreter dieser Arzneistoffgruppe kaum noch zur Bekämpfung von Allergien, sondern vornehmlich als Schlafmittel, weil sie als Nebenwirkung sehr müde machen. Die Nebenwirkung wird inzwischen als Hauptwirkung genutzt.

H$_1$-Antihistaminika haben eine Vielzahl von Wirkungen: sie machen müde, lindern Übelkeit und Erbrechen und schwächen allergische Reaktionen ab. Außerdem beeinflussen sie die glatte Muskulatur von Bronchien, Darm und Blutgefäßen.

H$_1$-Antihistaminika der 1. Generation gelten als „dirty drugs": darunter versteht man Arzneistoffe, die nicht sehr gezielt an ihre Zielstrukturen im Körper angreifen, sondern viele verschiedene Organe beeinflussen. Dadurch entstehen viele Nebenwirkungen und Kontraindikationen, der Einsatz dieser Arzneistoffe sollte daher vorsichtig erfolgen.

3.4.2 Handelspräparate und Indikationen

H_1-Antihistaminika der 1. Generation eignen sich in der Selbstmedikation für die kurzzeitige Behandlung von leichten, nicht chronischen Schlafstörungen.

Tab. 3.1 H_1-antihistaminikahaltige Schlafmittel

🗨 Dieses Schlafmittel eignet sich zur kurzzeitigen Behandlung Ihrer Schlafstörungen. Sie sollten es jedoch nicht jeden Abend einnehmen, da sich der Körper sehr schnell an solch ein Schlafmittel gewöhnt.

Handelspräparat	Wirkstoff	Indikation
Betadorm®-D	Diphenhydramin	Kurzzeitbehandlung von Schlafstörungen
Dolestan® / –forte		
Halbmond-Tabletten®		
Moradorm®		
Vivinox® Sleep Schlafdragees / Schlaftabletten stark		
Gittalun® Trinktabletten	Doxylamin	Zur Beruhigung vor dem Einschlafen und bei unruhigem Schlaf
Hoggar® Night		Kurzzeitbehandlung von Schlafstörungen
SchlafTabs ratiopharm®		Ein- und Durchschlafstörungen
Sedaplus® Saft		Kurzzeitbehandlung von Schlafstörungen

🗨 Gegen Ihre Einschlafstörungen nehmen Sie bitte abends 1x1 Tablette mit einem 1/2 Glas Wasser ein, 1/2 Stunde bevor Sie zu Bett gehen. Dann kann das Mittel bestmöglich wirken.

3.4.3 Dosierung und Einnahmehinweise

Tab. 3.2 Dosierungen von H_1-antihistaminikahaltigen Schlafmitteln

🗨 Bei Ihren Durchschlafstörungen, nehmen Sie 1x1 Tbl. bitte abends direkt vor dem Zubettgehen ein, sozusagen auf der Bettkante einnehmen. Das ist wichtig, um eine ausreichend lange Wirkung des Schlafmittels sicherzustellen.

Wirkstoff	Dosis Erwachsene	Einnahmezeitpunkt
Diphenhydramin	25–50 mg	Einschlafstörungen: ca. 30 Min. vor dem Schlafengehen einnehmen
Doxylamin	25–50 mg	Durchschlafstörungen: direkt vor dem Zubettgehen, auf der Bettkante, einnehmen

Bei beiden Wirkstoffen tritt die Wirkung nach etwa 30–60 Minuten ein. Sie besitzen beide eine lange Halbwertszeit, weshalb Sie als Ein- und Durchschlafmittel benutzt werden können. Aufgrund der langen Halbwertszeit verbietet sich ein Nachdosieren während der Nacht, da sonst die Gefahr eines Hang-Over-Effektes besteht. Der Patient sollte nach der Einnahme eines H_1-Antihistaminikas als Schlafmittel mindestens 8 Stunden Zeit für den Schlaf zur Verfügung haben, sonst steigt das Unfallrisiko durch den Hang-Over-Effekt massiv an.

3.4.4 Neben-, Wechselwirkungen und Kontraindikationen

Nebenwirkungen
H_1-Antihistaminika binden nicht nur kompetitiv am H_1-Rezeptor, sondern wegen der nur schwach ausgeprägten Rezeptorselektivität auch an Acetylcholinrezeptoren und Dopaminrezeptoren. Dies ist die Ursache für eine Reihe von wichtigen und z. T. unangenehmen Nebenwirkungen.

- Anticholinerge Nebenwirkungen:
  Mundtrockenheit
  Obstipation
  Miktionsbeschwerden
  Erhöhung des Augeninnendrucks
- Dopaminerge Nebenwirkungen:
  Schwindel, Benommenheit am Tag
  Zentralnervöse Erregung

Toleranzentwicklung
Bereits nach einer dauerhaften Einnahme über zwei Wochen kommt es unter der Therapie mit H_1-Antihistaminika zu einem deutlichen Wirkungsverlust der Substanzen. Der Körper toleriert den Arzneistoff, eine schlaffördernde Wirkung kann dann nur noch durch Dosiserhöhung erreicht werden, das Risiko für die Entwicklung einer Abhängigkeit steigt dramatisch an. H_1-Antihistaminika sollten deshalb nur kurzfristig für maximal 2 Wochen in der Selbstmedikation eingesetzt werden, und zwar von Anfang an mit Auslassversuchen.

So sinkt das Risiko einer Gewöhnung bzw. der Entwicklung einer Abhängigkeit an das Schlafmittel und der Patient kontrolliert sein Schlafvermögen. Häufig legt sich die Schlafstörung viel schneller als die Patienten sich vorstellen können.

💬 Das Schlafmittel wird in Ihrem Körper sehr langsam abgebaut, deshalb sollten Sie nach der Einnahme mindestens 8 Stunden Zeit zum Schlafen einplanen. Ansonsten fühlen Sie sich am nächsten Morgen nicht erholt und sind in Ihrer Leistungsfähigkeit beeinträchtigt. Man spricht dann von einem Hang-Over-Effekt.

💬 Falls Sie einen trockenen Mund oder auch Verstopfung bekommen, ist das eine Nebenwirkung des Schlafmittels. Nach Beendigung der Therapie legen sich diese Beschwerden wieder völlig.

💬 Es kann passieren, dass Sie nach der Einnahme des Medikaments etwas mit Schwindel zu kämpfen haben. Sie sollten deshalb genau auf die Signale Ihres Körpers achten und sich für den folgenden Tag nicht zu viel zumuten.

💬 Unser Körper gewöhnt sich sehr schnell an Schlafmittel. Deshalb sollten Sie die Tabletten nicht jeden Abend einnehmen und auf keine Fall länger als zwei Wochen am Stück. Probieren Sie einfach jeden 2. oder 3. Abend aus, ob es mit dem Schlafen auch ohne Unterstützung durch die Schlaftabletten klappt.

Tab. 3.3 Dosierschema mit Auslassversuchen

1. Abend	2. Abend	3. Abend	4. Abend	5. Abend	6. Abend	7. Abend	...
1×1	1×1	1×1	–	1×1	1×1	–	...

🗨 Da Sie diese Schlaftabletten über mehrere Wochen regelmäßig eingenommen haben, sollten Sie sie nun nicht abrupt absetzen. Es kann sonst zum erneuten Auftreten der Schlafstörungen mit verstärkten Beschwerden kommen, Ihr Körper hat sich an den Arzneistoff gewöhnt. Am besten sprechen Sie mit Ihrem Arzt, in welchen Schritten Sie das Schlafmittel reduzieren sollen.

🗨 Auch freiverkäufliche Schlafmittel wie H_1-Antihistaminika können zu körperlicher und seelischer Abhängigkeit führen. Ihr Einsatz sollte deshalb nicht unkritisch erfolgen.

🗨 Durch die schrittweise Entwöhnung von Schlafmitteln nach Langzeitanwendung verbessert sich die Lebensqualität der Betroffenen nachweislich. Bitte sprechen Sie mit Ihrem Arzt über einen geeigneten Weg für Sie.

Rebound-Phänomen

Abruptes Absetzen der Medikation mit H_1-Antihistaminika nach mehrwöchiger Einnahme führt zu Rebound-Phänomenen: die Schlafstörungen treten erneut auf, und zwar meist stärker als zuvor. H_1-Antihistaminika verkürzen die REM-Schlafphasen, nach dem Absetzen holt der Körper diese verlorene Traumzeit sozusagen nach, was sich in verstärkten und oft beängstigenden Träumen bzw. Albträumen zeigt. Deswegen sollte die Therapie immer schrittweise über mehrere Wochen reduziert werden, am besten in Rücksprache mit dem Arzt.

Abhängigkeitspotenzial

Wie andere zentral wirksame Pharmaka können auch H_1-Antihistaminika zu einer körperlichen und psychischen Abhängigkeit führen, und zwar auch außerhalb der »Szene«. Ihr Abhängigkeitspotenzial ist im Vergleich zu den Benzodiazepinen zwar gering, eine Einstufung als »ungefährliche«, da freiverkäufliche Medikamente ist jedoch fahrlässig. Das Risiko für die Entwicklung einer Abhängigkeit steigt mit dem Vorliegen einer Suchterkrankung in der Vorgeschichte des Patienten.

Praxistipp

Bei der Nachfrage nach H_1-Antihistaminika – vor allem auch in größeren Mengen und von Jugendlichen – ist unsere besondere Aufmerksamkeit gefragt und gegebenenfalls auch eine Verweigerung der Abgabe angebracht.

In der »Szene« werden H_1-Antihistaminika zur Erzeugung von Rauschzuständen missbraucht.

Wir sollten uns bei Verdacht auf einen Schlafmittelmissbrauch nicht scheuen nachzufragen und Hilfe anzubieten – denn die nötige fachliche und menschliche Kompetenz hierfür haben wir.

Langzeitanwender von H_1-Antihistaminika als Schlafmittel können auch nach Jahren durch langsames Ausschleichen – am besten unter ärztlicher Kontrolle – von ihrem Medikament entwöhnt werden, wodurch die Lebensqualität der Betroffenen beträchtlich steigt.

Wechselwirkungen

Aufgrund der fehlenden Rezeptorselektivität zeigen H_1-Antihistaminika eine Vielzahl von Wechselwirkungen mit anderen Stoffen, die wichtigsten Gruppen zeigt die Tabelle 3.4.

Tab. 3.4 Wichtige Wechselwirkungen von H₁-Antihistaminika

Substanzgruppe	Beispiele	Effekt
Anticholinergika	Antidepressiva, Neuroleptika	Anticholinerge Wirkung ↑: Blutdruck ↑, Obstipation, Harnverhalt, Glaukom
Zentral wirksame Substanzen	Zentrale Analgetika, Antidepressiva, Blutdruckmittel (z. B. Clonidin, Moxonidin), Alkohol	Verstärkte Sedierung: Sturzrisiko, Hang-Over-Effekt
QT-Zeit verlängernde Substanzen	Antibiotika, Neuroleptika, Antiarrhythmika	Erhöhte Kardiotoxizität bis hin zum Kammerflimmern

💬 Ist mit Ihren Augen alles in Ordnung oder haben Sie eine Augenerkrankung? Das Arzneimittel darf bei Glaukom nämlich auf keinen Fall angewendet werden.

💬 Während der Therapie sollten Sie bitte auf Alkohol verzichten, sonst steigt das Sturz- und Unfallrisiko ganz gewaltig an.

Praxistipp

Wichtige Interaktionen treten vor allem mit Arzneimitteln auf, die vielfach bei der Therapie von Grunderkrankungen des älteren Menschen eingesetzt werden. Aber genau diese Patientengruppe setzt H₁-Antihistaminika als Schlafmittel am häufigsten und unkontrolliertesten ein – hier ist unsere erhöhte Aufmerksamkeit gefordert.

💬 Darf ich Sie fragen, ob Sie andere Medikamente einnehmen, z. B. gegen Herz- oder Blutdruckprobleme? Ich frage das, da sich das Schlafmittel mit manchen Arzneimitteln überhaupt nicht verträgt.

Kontraindikationen

Eine Reihe wichtiger Kontraindikationen verbietet den Einsatz von H₁-Antihistaminika in der Therapie. Deshalb muss im Beratungsgespräch unbedingt nach entsprechenden Grunderkrankungen gefragt werden:

- Engwinkelglaukom
  H₁-Antihistaminika können einen Glaukomanfall auslösen: starke Schmerzen, Gesichtsfeldausfall → medizinischer Notfall!
- Blasenentleerungsstörungen mit Restharnbildung (Prostatahyperplasie!)
- Epilepsie
- akuter Asthma-Anfall

💬 Verschieden Erkrankungen verbieten den Einsatz von H₁-Antihistaminika. Darf ich Sie fragen, ob mit Ihren Augen und der Blase alles in Ordnung ist?

3.5 Beratung bei der Abgabe von Phytopharmaka

Gerade in der Selbstmedikation bieten Phytopharmaka aus Baldrian, Hopfen, Melisse und Passionsblume eine gute Alternative zu den klassischen Schlafmitteln. Sie zeichnen sich durch eine große therapeutische Breite und geringe Nebenwirkungen aus, auch die Entwicklung einer Abhängigkeit stellt kein Risiko dar. Im Gegensatz zu chemischen Schlafmitteln verändern die pflanzlichen Schlafmittel auch nicht das Schlafmuster.

Anders als klassische Schlafmittel können diese Phytopharmaka den Schlaf jedoch nicht erzwingen. Stattdessen fördern sie die Schlafbereitschaft durch eine deutliche Reduzierung der nervösen Anspannung, so dass das Einschlafen erleichtert wird. Wissen sollte man außerdem, dass die volle Wirkung meist erst nach einigen Tagen eintritt, eine regelmäßige Anwendung ist deshalb sehr wichtig.

3.5.1 Wirkungsweise

Wie bei fast allen Phytopharmaka ist der genaue Wirkmechanismus der pflanzlichen Sedativa bisher ungeklärt, da es sich um Pflanzenextrakte mit hochkomplexer Zusammensetzung handelt. Meist beginnen die Schwierigkeiten bei der Klärung des Wirkmechanismus von Phytopharmaka bereits bei der Frage, welcher der vielen Inhaltsstoffe für die Wirkung hauptsächlich verantwortlich ist.

Am meisten weiß man bisher über die Wirkung von Baldrian-Extrakten. Die Wirkmechanismen von Extrakten aus Hopfen, Passionsblume und Melisse sind jedoch nach wie vor unbekannt.

Baldrian

Baldrian-Extrakte enthalten je nach Extraktionsverfahren unterschiedliche Anteile an Iridoiden (Valepotriate), ätherischem Öl, Sesquiterpencarbonsäuren, Lignanen und anderen Inhaltsstoffen. Neuere Studien weisen darauf hin, dass die den Schlaf fördernde Wirkung des Baldrian-Extraktes durch Bindung der enthaltenen Lignane an zentrale Adenosin-A_1-Rezeptoren zu Stande kommt. Weitere Forschung zur Erhärtung dieser Befunde ist jedoch notwendig.

Hopfen

Hopfenextrakte enthalten Bitterstoffe (Humolone und Lupulone), ätherisches Öl und Bittersäuren. Hopfenextrakte werden praktisch nur in Kombination mit Baldrian angewendet. In einer placebokontrollierten Doppelblindstudie konnte unter der Therapie mit einer Fixkombination aus 374 mg Baldrianextrakt und 84 mg Hopfenextrakt eine deutliche Verkürzung der Einschlafzeit nachgewiesen werden.

Marginalien (linke Spalte):

Pflanzliche Schlafmittel helfen Ihnen dabei zu Entspannen. Dadurch wird das Einschlafen erleichtert.

Pflanzliche Schlafmittel wirken leider nicht sofort, nehmen Sie die Tabletten deshalb in den nächsten Tagen regelmäßig ein. Dann wird sich Ihr Schlaf wieder normalisieren.

Wodurch die Wirkung der pflanzlichen Schlafmittel zu Stande kommt, weiß man noch nicht genau. Es handelt sich um Pflanzenextrakte mit einer Vielzahl von Inhaltsstoffen, die sich in Ihrer Wirkung ergänzen und unterstützen.

In Studien konnte gezeigt werden, dass eine Kombination von Baldrian- und Hopfenextrakten die Zeit bis zum Einschlafen deutlich verkürzt. Diese Wirkstoffkombination kann ich Ihnen daher wärmstens empfehlen.

Passionsblume

Die Inhaltsstoffe der Passionsblume sind bisher kaum erforscht, es handelt sich in erster Linie um Flavonoide. In Studien konnte bisher vor allem die angstlösende Wirkung des Passionsblumenextraktes gut nachgewiesen werden (randomisierte, doppelblinde Vergleichsstudie gegen Oxazepam 10 mg), wobei die genaue Zusammensetzung des verwendeten Extraktes unklar ist.

> Passionsblumenextrakte zeigen in Studien eine angstlösende Wirkung. Durch die eintretende Entspannung gelingt das Einschlafen viel leichter.

Melisse

Auch über die wirksamen Stoffe aus Melissenextrakten weiß man bisher kaum etwas. In neuerer Zeit wurden jedoch gute Studien vorgelegt, die den deutlich beruhigenden Effekt von Melissenextrakten belegen.

Obwohl die Wirkungsweise der pflanzlichen Sedativa nach wie vor unklar ist erscheint der Einsatz von eingestellten Extrakten dieser Arzneipflanzen zur Behandlung von Schlafstörungen und nervöser Anspannung nach heutigem Wissensstand gerechtfertigt. Es gibt inzwischen außerdem eine Reihe von Studien, die die Wirksamkeit der Präparate unterstreichen.

> Melisse hat vor allem eine beruhigende Wirkung, die in Studien gut nachgewiesen werden konnte.

> Die genaue Wirkung der pflanzlichen Sedativa ist bis heute unklar. Ihr erfolgreicher Einsatz in der Behandlung von Schlafstörungen wird jedoch durch neue Daten immer besser nachgewiesen. Sie stellen daher eine gute und wichtige Therapiemöglichkeit in der Selbstmedikation dar.

Tab. 3.5 Klinische Studien mit pflanzlichen Sedativa

Extrakt/Dosis	Studiendesign	Dauer	Ergebnis
600 mg Baldrianextrakt (70 % EtOH, V/V)	Randomisiert, doppelblind, placebokontrolliert Cross-over-Design[1] N = 16	14	1.Tag: kein Effekt nach 14 Tagen: Schlafstruktur↑, Schlafqualität↑
600 mg Baldrianextrakt Li156 (70 % EtOH, V/V) Oxazepam 10 mg	Vergleichsstudie, randomisiert, doppelblind[2] N = 42	42	Vergleichbare Verbesserung der Schlafqualität

N = Probandenzahl; Dauer = Studiendauer in Tagen

Literatur:

1) Donath et al.: Critical evaluation of the effect of valerian extract on sleep structure and sleep quality. Pharmacopsychiatry 33 (2000), 47–53

2) Ziegler et al.: Efficacy and tolerability of valerian extract Li 156 compared with oxazepam in the treatment of non-organic insomnia – a randomized, double-blind, comparative clinical study. Eur.J.Med.Res.7 (2002), 480–486

3.5.2 Handelspräparate und Indikationen

Tab. 3.6 Phytopharmaka-Handelspräparate mit sedativer Wirkung

Handelspräparat	Inhaltsstoff	Indikation
Baldriparan®stark für die Nacht	441,35 mg Baldrianextrakt EtOH 70% (V/V)	Nervös bedingte Einschlafstörungen
Baldrian ratiopharm® 450 mg	450 mg Baldrianextrakt	Unruhezustände; Nervös bedingte Einschlafstörungen
Baldriantinktur »Hetterich«	Alkoholische Tinktur aus Baldrianwurzel (1:5); EtOH 70% (V/V)	
Euvegal® Balance	500 mg Baldrianextrakt; EtOH 70% (V/V)	
Ivel® mono	300 mg Baldrianextrakt; EtOH 70% (V/V)	

💬 Wenn Sie Ihren Körper nicht mit dem enthaltenen Alkohol belasten möchten, dann rühren sie die Tinktur einfach in heißes Wasser oder Tee ein. Dadurch verdampft der Alkohol, und Sie trinken einen wohltuenden Schlummertrunk

3.5.3 Dosierung und Einnahmehinweise

Die empfohlenen Dosierungen der verschiedenen Präparate schwanken aufgrund der Verwendung sehr unterschiedlicher Pflanzenextrakte in den Mono- bzw. Kombinationspräparate sehr stark. Deshalb sei auf die Gebrauchsinformationen der jeweiligen Arzneimittel verwiesen.

3.5.4 Vergleichbarkeit von Phytopharmaka

Immer wieder werden wir in der Apotheke nach der Vergleichbarkeit von Arzneimitteln gefragt, oft mit dem Hintergrund, dass der Patient sich vergleichbare Medikamente im Drogerie- oder Supermarkt kaufen möchte. Deshalb soll hier beispielhaft eine Musterrechnung zur Vergleichbarkeit von pflanzlichen Fertigarzneimitteln durchgeführt werden, um die Problematik besser nachvollziehbar zu machen.

💬 Pflanzliche Arzneimittel lassen sich nicht unmittelbar miteinander vergleichen. Die verwendeten Pflanzenextrakte setzten sich aus vielen Einzelstoffen zusammen und unterscheiden sich zum Teil beträchtlich hinsichtlich Ihrer Zusammensetzung.

Merke

Voraussetzung für die Vergleichbarkeit von Pflanzenextrakten ist die Verwendung des gleichen Extraktionsmittels!

Tab. 3.7 Vergleich von Baldrianpräparaten

	BALDRIAN-ratiopharm® Dragees	Abtei Baldrian Perlen
Extraktionsmittel	Methanol 45 % (V/V)	Methanol 45 % (V/V)
Droge-Extrakt-Verhältnis	5,3–6,6:1 → Ø 5,9:1	4–7:1 → Ø 5,5:1
Dosierung pro Dragee	190 mg Extrakt	48 mg Extrakt
Empfohlene Dosierung	1 x 2–3	1–4 x 3–6

Gemäß Kommission E sollte eine Einzeldosis Baldrianextrakt aus 2–3 g Droge hergestellt werden.

Durch Dreisatz (Droge : Extrakt = Droge pro Dosiereinheit : Extraktmenge pro Dosiereinheit) lässt sich für die beiden Präparate folgendes berechnen:

BALDRIAN-ratiopharm® Dragees:
- 1 Dragee enthält den Extrakt aus 1,1 g Droge
- bei der empfohlenen Dosierung von 1 x 2 Drg. bzw. 1 x 3 Drg. liegt man mit 2,2 g Droge bzw. 3,3 g Droge etwa im empfohlenen Dosierbereich der Kommission E → gesicherte Wirksamkeit des Arzneimittels!

Abtei Baldrian Perlen:
- 1 Perle enthält den Extrakt aus 0,26 g Droge
- bei der empfohlenen Dosierung von 1 x 3 bzw. 1 x 6 Perlen liegt man mit 0,8 g bzw. 1,6 g Droge **nicht im empfohlen Dosierbereich der Kommission E →** Wirksamkeit des Arzneimittels ist nicht gesichert!

Die empfohlene Tagesdosis der Präparate lässt sich nicht bewerten, da die Kommission E im Arzneibuch keine Angabe zur Tagesdosis nennt, sondern nur die Einmaldosis aufführt.

Cave!

Eine Baldrian-Unterdosierung kann paradoxe Reaktionen mit Unruhe, Nervosität, Schlafstörungen auslösen!

Übrigens sind auch pflanzliche Arzneimittel nicht immer harmlos. Baldrian in zu geringer Dosierung kann paradoxe Reaktionen auslösen: anstelle von Entspannung kommt es zu Unruhe, Nervosität und Schlafstörungen.

3.5.5   Neben-, Wechselwirkungen und Kontraindikationen

🗨 Pflanzliche Schlafmittel sind sicher und gut verträglich. Sie werden wieder leichter Schlaf finden.

Der Einsatz von pflanzlichen Sedativa ist in den meisten Fällen ohne Risiko möglich. Echte Nebenwirkungen treten praktisch nie auf.

Wechselwirkungen gibt es bei gleichzeitiger Einnahme von Barbituraten. Da diese Wirkstoffe heute obsolet sind, können diese Interaktionen vernachlässigt werden.

🗨 Während Schwangerschaft und Stillzeit sollten Sie keine pflanzlichen Beruhigungsmittel einnehmen. Die Unbedenklichkeit kann auf Grund fehlender Daten nicht garantiert werden.

Kontraindiziert sind pflanzliche Sedativa auf Grund der fehlenden Daten im Falle einer Schwangerschaft und in der Stillzeit. Eine alkoholische Tinktur zur Beruhigung sollte bei Suchterkrankungen in der Anamnese ebenfalls gemieden werden.

3.6   Medikamentöse Alternativen

Viele Patienten sind dankbar für zusätzliche Tipps und Therapievorschläge aus dem Bereich der alternativen Heilmethoden. Deswegen soll hier ein kurzer Überblick gegeben werden.

3.6.1   Anthroposophie

Die Anthroposophie (Anthropos = Mensch, Sophia = Weisheit, Wissenschaft) geht auf die Lehren von Dr. Phil. Rudolf Steiner (1861–1925) zurück und verfolgt einen ganzheitlichen Therapieansatz. Durch die eingesetzten Arzneimittel soll die Selbstregulation des Körpers angeregt und unterstützt werden.

🗨 Zur Unterstützung empfehle ich Ihnen außerdem ... Dadurch findet der Körper schneller sein Gleichgewicht wieder und Ihr Schlaf normalisiert sich. Sie können das Mittel problemlos mit Ihren Schlaftabletten kombinieren.

Bewährt bei der Behandlung von Schlafstörungen haben sich die folgenden anthroposophischen Fertigarzneimittel (siehe Tab. 3.8):

Tab. 3.8 Anthroposophische Heilmittel

Handelspräparat	Anwendung/Tag
Avena sativa comp. Streukügelchen (Weleda)	15 Globuli als Einzeldosis
Avena comp. Globuli velati (Wala)	10–30 Globuli 30 Min. vor dem Schlafengehen unter der Zunge zergehen lassen
Passiflora Nerventonikum Sirup (Wala)	1–3 TL vor dem Schlafengehen mit Wasser verdünnt einnehmen

3.6.2 Schüßler-Salze

Auch biochemische Mittel bieten Hilfe bei der Behandlung von Schlafstörungen. Je nach Ursache der Schlafstörungen kommen unterschiedliche Funktionsmittel zum Einsatz, das biochemische Hauptmittel ist jedoch immer Magnesium phosphoricum D 6 (Schüßler-Salz Nr. 7). Eine erhöhte körperliche Anspannung verstärkt Schlafstörungen meist dramatisch. Durch die Anwendung von Magnesium phosphoricum D 6 löst sich die körperliche Anspannung und das Einschlafen wird erleichtert. Besonders bewährt hat sich die Anwendung von Magnesium phosphoricum D 6 als »Heiße Sieben«. Für diesen »Schlummertrunk« löst man 10 Tabletten Magnesium phosphoricum D 6 in einem Glas heißem Wasser auf und trinkt diese Zubereitung in kleinen Schlucken direkt vor dem Schlafengehen.

Haben Sie schon einmal Erfahrung mit den Schüßler-Salzen gesammelt? Gerade bei Schlafstörungen sind diese sanften Mittel eine gute Hilfe.

Tab. 3.9 Biochemische Mittel bei Schlafstörungen

Anwendungsgebiet	Schüßler-Salz	Nr.	Dosierung (Tbl./Tag)
Einschlafstörungen	Magnesium phosphoricum D 6	7	10 Tabletten als »Heiße Sieben«
Schlaflosigkeit durch innere Unruhe	Magnesium phosphoricum D 6	7	12
	Kalium bromatum D 6	14	3–5
Schlaflosigkeit durch Gedankenkreisen	Kalium phosphoricum D 6	5	12
	Magnesium phosphoricum D 6	7	10
Durchschlafstörungen mit Erwachen nach Mitternacht	Calcium phosphoricum D 6	2	7–10
	Magnesium phosphoricum D 6	7	10
	Natrium sulfuricum D 6	10	7

Wenn ich Ihnen noch einen besonderen Tipp geben darf: Probieren Sie doch einmal die »Heiße Sieben«. Aus 10 Tabletten des Schüßler-Salzes Nr. 7 können Sie sich mit heißem Wasser einen Schlaftrunk zubereiten. Trinken Sie die Lösung direkt vor dem Schlafen in kleinen Schlucken und Sie werden überrascht sein von der wohltuenden, entspannenden Wirkung.

Einnahmehinweis Schüßler-Salze

Die Tablettenkombination wird abends in Wasser aufgelöst und schluckweise vor dem zu Bett gehen getrunken. Falls die »Heiße Sieben« zubereitet wird, können auch andere Funktionsmittel dazu gemischt werden. Nach einer Anwendung über vier bis sechs Wochen sollte die Therapie überprüft werden, vor allem dann, wenn mit den Biochemischen Ergänzungsmitteln gearbeitet wird.

🔊 Lösen Sie die gewählten Schüßler-Salze abends in einem Glas heißem Wasser auf und trinken Sie die Mischung in kleinen Schlucken direkt vor dem Schlafen gehen.

3.6.3 Homöopathie

Bei der Auswahl der homöopathischen Mittel zur Behandlung von Schlafstörungen sollten die genauen Symptome und Befindlichkeitsstörungen des Patienten berücksichtigt werden. Eine Hilfestellung gibt die Tabelle 3.10.

🔊 Die Homöopathie bietet gute Behandlungsalternativen bei Schlafstörungen. Haben Sie diese Heilmittel schon einmal ausprobiert?

Tab. 3.10 Homöopathische Einzelmittel zur Therapie von Schlafstörungen

Charakteristische Symptome	Typische Ursachen	Homöopathisches Einzelmittel	Dosierung/Tag
Gedankenflut mit überwachem Geist; Ruhelosigkeit; man kann nicht abschalten	Bevorstehende freudige oder unangenehme Ereignisse	Coffea D 12	2 x 5 Globuli
Akute Schlafstörungen mit Angst, Unruhe und Albträumen	Schreck, Schock, Aufregung und Angst	Aconitum D 12	2 x 5 Globuli
Schlaflosigkeit in der Nacht kombiniert mit erhöhter Tagesmüdigkeit; starke Stimmungsschwankungen	Unterdrückte Emotionen, viel Kummer und Sorgen	Ignatia D 12	2 x 5 Globuli
Durch Angst und Verzweiflung unruhiger und schlechter Schlaf	Quälende, depressive Gedanken	Cimicifuga D 12	2 x 5 Globuli
Gedanken drehen sich nur um den Beruf, nächtliches Erwachen zwischen 3 und 4 Uhr	Stress, Überarbeitung, Leistungsdruck	Nux vomica D 12	2 x 5 Globuli

🔊 Nehmen Sie immer 2 x 5 Globuli pro Tag ein.

🔊 Coffea D 12 stoppt die Gedankenflut und hilft Ihnen beim Abschalten nach einem anstrengenden Tag.

🔊 Aconitum D 12 unterstützt Sie dabei, die Angst und Unruhe zu überwinden, die Sie vom Schlafen abhält.

🔊 Ignatia D 12 hilft Ihnen dabei, Ihr inneres Gleichgewicht wieder zu finden.

🔊 Cimicifuga D 12 erleichtert Ihnen den Umgang mit Ängsten und Sorgen.

🔊 Mit Nux vomica D 12 wird es Ihnen leichter fallen, Ihre beruflichen Sorgen am Abend los zu lassen, so dass Sie endlich wieder durchschlafen können.

Sehr bewährt in der Behandlung von Schlafstörungen und bei nervöser Anspannung haben sich außerdem homöopathische Komplexmittel, z. B. Neurexan® Tabletten oder Calmavera Hevert Tropfen. Diese Zubereitungen helfen sehr gut in akuten Belastungssituationen (z. B. Prüfungsangst, Lampenfieber, Stress, Burn-out-Syndrom), bieten aber auch große Hilfe bei Schlafstörungen. Durch die Kombination verschiedener, aber sehr bewährter Einzelmittel in diesen Komplexmitteln wird die Wirksamkeit erhöht, der Organismus kann sich aus der Mixtur an denjenigen Stoffen bedienen, die er benötigt. Eine aufwendige Anamnese zur Auswahl des homöopathischen Einzelmittels, das für den einzelnen Patienten in seiner speziellen Situation passt, ist durch die Anwendung derartiger Komplexmittel häufig nicht mehr notwendig. Gerade im Beratungsgespräch in der Apotheke stellen Komplexmittel daher ein gutes Instrument zur homöopathischen Behandlung von Schlafstörungen dar, ohne dass man ein Fachmann für Homöopathie sein muss.

> Homöopathische Komplexmittel wirken sehr verlässlich bei nervöser Anspannung und Schlafstörungen. Durch die Kombination verschiedener Einzelmittel wird die Wirksamkeit erhöht. Der Körper nimmt sich das was er benötigt.

3.6.4 Bachblütentherapie

Die Bachblütentherapie wurde um das Jahr 1930 von Dr. Edward Bach, einem britischen Mediziner, entwickelt. Nach seiner Auffassung entstehen Krankheiten dadurch, dass der betroffene Mensch aus seinem inneren Gleichgewicht geraten ist, sich seiner Lebensaufgabe nicht stellt und dadurch krankmachende Charaktereigenschaften entwickelt. Die von ihm hergestellten Blüten-Essenzen aus 38 unterschiedlichen Pflanzen sollen die krankmachenden Muster im Denken, Handeln und Fühlen der Patienten durchbrechen und letztlich eine Heilung ermöglichen.

Dr. Bach unterschied sieben krankmachende Gemütszustände (Angst, Unsicherheit, mangelndes Interesse an der gegenwärtigen Situation, Einsamkeit, Überempfindlichkeit gegenüber fremden Einflüssen, Mutlosigkeit, übergroße Sorgen um andere Menschen), denen er als Heilmittel jeweils verschiedene Blüten-Essenzen zuordnete. Der augenblickliche Gemütszustand des Patienten ist deshalb das entscheidende Kriterium für die Auswahl der passenden Blüten-Essenz. Da sich unter der Behandlung die Gemütslage in der Regel verändert, ist häufig eine Therapieanpassung mit einem oder mehreren anderen Mitteln erforderlich.

> Haben Sie Erfahrung mit der Bachblütentherapie? Diese sanfte Behandlungsmethode hilft Ihnen durch spezielle Blütenessenzen dabei, das innere Gleichgewicht wieder zu finden. Gerade in der Behandlung von Schlafstörungen zeigen sich gute Erfolge.

> Bei der Auswahl der geeigneten Essenz unterscheidet man in der Bachblütentherapie unterschiedliche Gemütszustände. Wie würden Sie Ihre Stimmung denn beschreiben: Sind Sie eher ängstlich? Oder mutlos? Oder machen Sie sich übergroße Sorgen um Ihre Angehörigen?

Je nach Gemütsverfassung des Betroffenen werden eine bis sieben Bachblüten-Essenzen ausgewählt und im Wechsel oder als Gemisch zur Therapie eingesetzt.

Tab. 3.11 Bachblüten-Essenzen zur Behandlung von Schlafstörungen

Bachblüte	Seelische Verfassung
White Chestnut	Sorgenvolle Gedanken lassen sich nicht abschalten
Impatiens	Nervosität, man kann von den Aktivitäten nicht abschalten
Agrimony	Sorgen und Grübeln, wird vor anderen verborgen gehalten
Holly	Wut und Ärger halten vom Schlaf ab
Willow	Groll und Verbitterung halten vom Schlaf ab
Mustard	Schlaflosigkeit mit tiefer Traurigkeit
Pine	Schuldgefühle stören den Schlaf
Red Chestnut	Sorge um Familienangehörige hält vom Schlaf ab
Mimulus	Konkrete Befürchtungen und Ängste halten vom Schlaf ab
Aspen	Diffuse, unbegründete Ängste verhindern den Schlaf, Alpträume treten auf
Elm	Überforderung raubt den Schlaf
Oak	Überarbeitung führt zu Schlafstörungen
Hornbeam	Geistige und nervliche Überforderung rauben den Schlaf

Sie kennen doch die Rescue-Tropfen nach Dr. Bach. Auch gegen Ihre Schlafstörungen bietet die Bachblütentherapie unterstützende Hilfe. Sie haben mir erzählt, dass Sie auf Grund der Sorgen um Ihren Mann abends keinen Schlaf finden. Hier ist ein Versuch mit Red Chestnut viel versprechend.

Je nachdem, ob die Beschwerden akut oder längerfristig behandelt werden sollen, stehen für die Behandlung mit Bachblüten unterschiedliche Dosierungsempfehlungen zur Verfügung.

Tab. 3.12 Dosierung von Bachblüten bei Schlafstörungen

Dosierung/Tag	Einnahmehinweis
Akuter Zustand: 1–2 Tropfen Essenz	Direkt auf die Zunge geben; alle 10 Minuten bis zur Besserung
Mittelfristige Intensivbehandlung: Morgens je 2 Tropfen der ausgewählten Essenzen in ein großes Glas Wasser mischen	Über den Tag verteilt in kleinen Schlucken trinken; evtl. mehrere Gläser der Mischung pro Tag
Längerfristige Anwendung: Einarbeitung der ausgewählten Essenzen in Behandlungslösung, d. h. 1 Tropfen jeder Essenz pro 10 ml Basislösung Gesamtvolumen (stilles Mineralwasser, konserviert mit 15 % Ethanol)	3–4x pro Tag 5 Tropfen der Behandlungslösung einnehmen

Bei akuten Schlafstörungen nehmen Sie die Bachblüten einfach unverdünnt ein, träufeln Sie dazu 1–2 Tropfen der Essenz direkt auf Ihre Zunge. Diese Dosierung können Sie im Abstand von 10 Minuten mehrfach wiederholen, bis Entspannung eintritt. Bei langfristigeren Schlafstörungen geben Sie morgens 2 Tropfen der ausgewählten Essenz in 1 Glas Wasser und trinken dies über den Tag verteilt in kleinen Schlucken. Probieren Sie aus, womit Sie besser zurechtkommen.

4 Beratung bei der Abgabe von rezeptpflichtigen Schlafmitteln

Bei der Verordnung von Schlafmitteln empfiehlt die Arzneimittelkommission der deutschen Ärzteschaft in ihren »Arzneiverordnungen« die »5-K-Regel«:

- **K1:** Der Einsatz von Hypnotika ist nur bei **klarer Indikation** gerechtfertig.
- **K2:** Es sollte die **kleinste mögliche Dosierung** gewählt werden.
- **K3:** Schlafmittel sollten immer nur über den **kürzest möglichen Behandlungszeitraum** eingesetzt werden.
- **K4:** Die Medikation sollte **keinesfalls abrupt abgesetzt** werden.
- **K5:** Es sollten alle **Kontraindikationen** beachtet werden.

Die Umsetzung der 5-K-Regel wird in der Praxis aber aus unterschiedlichen Gründen vernachlässigt, zumal viele Schlafmittel nicht von Schlafmedizinern verordnet werden, sondern von Allgemeinärzten.

Probleme entstehen deshalb vielfach beim Einhalten der begrenzten Therapiedauer sowie beim Absetzen von Schlafmitteln. Hier ist unsere besondere Aufmerksamkeit gefordert! Das pharmazeutische Personal kann die Patienten verantwortungsvoll mitbetreuen und gegebenenfalls durch Rücksprache mit dem behandelnden Arzt zur Lösung der Schlafprobleme beitragen.

> 💬 Bei der Verordnung von Schlafmitteln gilt die 5-K-Regel: klare Indikation, kleinstmögliche Dosierung, kürzest mögliche Behandlungsdauer, kein plötzliches Absetzen der Therapie, Beachtung möglicher Kontraindikationen.

4.1 Fünf Beratungsgrundsätze

4.1.1 Einnahme und Therapieregime des Arztes einhalten

Viele Schlafmittel werden sehr individuell dosiert, gerade als Schlafmittel eingesetzte Antidepressiva oder Neuroleptika werden hier in sehr geringen Dosierungen eingesetzt. Deshalb muss das vom Arzt empfohlene Dosierschema unbedingt befolgt werden. Bei unklarer Dosierung sollte Rücksprache mit dem Arzt erfolgen, um Überdosierungen zu vermeiden.

> 💬 Ich übertrage Ihnen die Dosierung auf das Arzneimittel. Bitte halten Sie sich daran, und nehmen Sie das Medikament regelmäßig ein. Dann können Sie endlich wieder gut schlafen.

4.1.2 Wechselwirkung: Alkohol

Schlafmittel sind hochwirksame Arzneimittel, die zu einer starken Dämpfung des zentralen Nervensystems führen. Auch Alkohol wirkt dosisabhängig zentral dämpfend, so dass mit einer gegenseitigen Wirkungsverstärkung mit verstärkten Nebenwirkungen zu rechnen ist. Aus diesem Grund sollte während der Einnahme von Schlafmitteln grundsätzlich auf den Genuss von Alkohol verzichtet werden.

> 💬 Verzichten Sie bitte auf Alkohol, so lange Sie das Schlafmittel einnehmen. Sonst kommt es zu verstärkten Nebenwirkungen und das kann ernste Probleme nach sich ziehen.

4.1.3 Verlangsamtes Reaktionsvermögen als gemeinsame Nebenwirkung

Während der Einnahme von Schlafmitteln sollte immer ein ausreichend langes Intervall zum Ausschlafen eingeplant werden (etwa 8 Stunden), damit der Arzneistoff vollständig im Körper abgebaut werden kann. Trotzdem muss damit gerechnet werden, dass durch die Einnahme eines Schlafmittels das Reaktionsvermögen am nächsten Tag verlangsamt ist bzw. das Sturzrisiko durch Schwindel und Benommenheit erhöht ist. Dies sollte bei der Gestaltung des kommenden Tages berücksichtigt werden (z. B. keine lange Autofahrt planen etc.).

4.1.4 Gewöhnung und Abhängigkeit

Die meisten Schlafmittel führen in relativ kurzer Zeit zu einer Gewöhnung, der Körper entwickelt eine Toleranz gegenüber dem Wirkstoff, so dass die erwünschte Wirkung nachlässt. Durch eigenmächtige Dosiserhöhung ist der Übergang in eine Abhängigkeit fließend. Deshalb sollte der Einsatz von Schlafmitteln möglichst immer zeitlich begrenzt erfolgen und eine längerfristige Therapie grundsätzlich unter ärztlicher Kontrolle verlaufen.

4.1.5 Beendigung der Therapie nur nach Rücksprache mit dem behandelnden Arzt

Die meisten Schlafmittel führen zu einer Veränderung im Schlafprofil und häufig auch zu einer Gewöhnung des Organismus an den Arzneistoff. Durch ein abruptes Absetzen des Schlafmittels können Schlafstörungen verstärkt wieder auftreten, mitunter zeigen sich auch echte Entzugssymptome (Zittern, Unruhe etc.). Aus diesem Grund sollten Schlafmittel nach längerer Einnahme nie ohne ärztliche Rücksprache abrupt abgesetzt werden, in der Regel wird das Arzneimittel nach ärztlicher Vorgabe durch Dosisreduktion langsam ausgeschlichen.

4.2 BAK-Leitlinie zur Information und Beratung bei der Abgabe von Arzneimitteln

Die Leitlinie der Bundesapothekerkammer zur »Information und Beratung des Patienten bei der Abgabe von Arzneimitteln / Erst- und Wiederholungsverordnung« dient der Qualitätssicherung in der Beratung bei der Abgabe von Arzneimitteln in der Apotheke. Die Umsetzung dieser Leitlinie im Beratungsgespräch sichert eine qualitativ hochwertige Beratung und dient als Maßstab für die Eigen- und Fremdbeurteilung der Beratungsleistung in den öffentlichen Apotheken. Auch das Pseudo-Customer-Konzept der Bundesapothekerkammer orientiert sich an dieser Leitlinie als Beratungsstandard. Im Folgenden sollen die einzelnen Schritte im Beratungsgespräch entsprechend der BAK-Leitlinie besprochen werden.

Bitte nehmen Sie sich für die nächsten Tage nicht zu viel vor, Ihr Körper muss sich an den Arzneistoff gewöhnen. Es kann sein, dass Sie am nächsten Tag nicht so schnell reagieren, wie Sie das gewohnt sind. Vielleicht fühlen Sie sich auch etwas benommen und wackelig auf den Beinen.

Schlafmittel führen innerhalb kurzer Zeit leicht zur Gewöhnung, die Schlaf anstoßende Wirkung ist oft nur noch durch Dosiserhöhung zu erreichen. Dadurch steigt das Risiko für die Entstehung einer echten Schlafmittelabhängigkeit.

Nach längerer Therapie sollten Schlafmittel nicht abrupt abgesetzt werden. Es können dadurch erneut Schlafstörungen auftreten, evtl. sogar echte Entzugssymptome. Sprechen Sie mit Ihrem Arzt über eine langsame Entwöhnung von Ihrem Schlafmittel.

4.2.1   Formale Prüfung der Verordnung

Die formale Prüfung des Rezeptes umfasst folgende Punkte:

- Patientendaten
- verordnender Arzt
- Krankenkasse
- Arzneimittel (Wirkstärke, Darreichungsform, Menge, Packungsgröße)
- Ausstellungsdatum
- Gültigkeit der Verordnung

Ist dieses Rezept über das Schlafmittel für Sie selbst?

Besonders die Fragen zur Person des Patienten sollte ernst genommen werden, denn hier lauern Tücken:

- Ist der Kunde vor Ort in der Apotheke nur der Überbringer des Arzneimittels, so ist die Klärung von Kontraindikationen etc. nur schwer möglich.
- Mitunter passiert es, dass es im hektischen Betrieb einer Arztpraxis zu einer Verwechslung von Verordnungen kommt, so dass z. B. – um beim Thema Schlafstörungen zu bleiben – ein Schlafmittel verordnet wurde, obwohl der Patient ein Rezept über Blutdrucktabletten bestellt hat, oder dass dem Patienten das falsche Rezept ausgehändigt wurde.

Darf ich fragen, welche Erfahrungen Sie mit diesen Schlaftabletten gemacht haben?

Derartige Fehler lassen sich nur durch entsprechendes Hinterfragen der Verordnung in der Apotheke aufklären.

4.2.2   Prüfung der Verordnungsart

Kennen Sie dieses Medikament oder ist es neu für Sie?

Hier gilt es zu ermitteln, ob es sich um eine Erst- oder um eine Wiederholungsverordnung handelt. Bei einer Erstverordnung ist der Informationsbedarf des Patienten zu Anwendung, Dosierung und Nebenwirkungen meist höher als bei einer Wiederholungsverordnung. Doch gerade bei Schlafmitteln mit ihrem hohen Gewöhnungsrisiko bei wiederholter Verordnung sollte nach Wirksamkeit und Verträglichkeit bzw. Dauer der Therapie gefragt werden, um die Arzneimittelsicherheit zu gewährleisten.

Welche Erfahrungen haben Sie denn bisher mit den Schlaftabletten gemacht? Wie kommen Sie mit dem Medikament zurecht?

4.2.3   Inhaltliche Prüfung der Verordnung

Weshalb hat Ihnen denn der Arzt dieses Medikament verordnet?

Um die Arzneimittelsicherheit zu erhöhen, sollte die Medikation grundsätzlich mit Hilfe des CAVE-Moduls und der ABDA-Datenbank auf **korrekte Indikation** sowie **Kontraindikationen** bzw. **Interaktionen** geprüft werden:

- Geschlecht?
- Alter?
- Allergien?
- Schwangerschaft und Stillzeit?
- Andere Erkrankungen?

Die Tabletten vertragen sich nicht mit allen anderen Medikamenten. Darf ich fragen, ob sie noch andere Arzneimittel einnehmen?

Bei Kunden, deren Daten im Rahmen der Pharmazeutischen Betreuung im Kassensystem gespeichert sind, sollte immer ein genauer Arzneimittel-Risiko-Check durchgeführt werden, um Kontraindikationen und Interaktionen aufzudecken und eine optimale Therapie zu ermöglichen.

4.2.4 Information und Beratung

Bei einer Erstverordnung sollte durch offene Fragen geklärt werden, welchen Informationsbedarf der Patient zu seiner Therapie hat. Dosierung, richtige Art der Anwendung und Therapiedauer sollten mit dem Patienten besprochen werden, bei Unklarheiten kann die Rücksprache mit dem Arzt erforderlich sein. Auf häufige bzw. ernste Nebenwirkungen und Wechselwirkungen sollte ebenfalls hingewiesen werden, um die Arzneimittelsicherheit zu fördern. Sofern spezielle Lagerungshinweise für das Arzneimittel gelten, so muss der Patient unbedingt darüber aufgeklärt werden.

Bei einer Wiederholungsverordnung sollte nach dem Therapieerfolg bzw. nach Problemen während der Anwendung des Arzneimittels gefragt werden, um die Therapie zu unterstützen. Außerdem sollte geklärt werden, ob weiterer Informationsbedarf zu Dosierung, Anwendung und Behandlungsdauer besteht.

In jedem Fall sollte dem Patienten der Nutzen des Arzneimittels verdeutlicht werden, um seine Compliance zu fördern und letztlich den Therapieerfolg zu gewährleisten.

4.2.5 Unterstützende Maßnahmen

Gerade bei der Therapie mit Schlafmitteln bietet es sich an, dem Patienten unterstützende, nichtmedikamentöse Maßnahmen (vgl. Kap. 8.1) aufzuzeigen, um die Lebensqualität des Betroffenen zu verbessern.

Sinnvoll kann es außerdem sein, die genaue Dosierung mit Einnahmehinweisen für den Patienten mit Hilfe eines Aufklebers auf die Verpackung zu übertragen. Im Einzelfall stellt auch die Mitgabe eines Tablettenteilers oder einer Applikationshilfe (z. B. Dosierlöffel) eine große Hilfe für den Patienten dar.

4.2.6 Abgabe des Arzneimittels

Sind alle Fragen des Patienten zum Arzneimittel geklärt, so kann das Medikament dem Patienten übergeben werden. Zum Abschluss sollte dem Patienten jedoch die Möglichkeit zur erneuten Kontaktaufnahme angeboten werden, für den Fall, dass im Laufe der Behandlung Probleme mit dem Medikament auftreten.

4.3 Beratung bei der Abgabe von Benzodiazepinen

Benzodiazepine werden weltweit am häufigsten als Schlafmittel verordnet. Ihre therapeutische Breite ist sehr groß, so dass eine Überdosierung meist nicht letal endet. Trotzdem ist der Einsatz von Benzodiazepinen nicht unproblematisch zu bewerten: insbesondere bei Senioren kann es durch den verlangsamten Metabolismus zu ernsten Nebenwirkungen kommen, bei Langzeitanwendung steigt das Risiko für die Entstehung einer Benzodiazepin-Abhängigkeit. Nach aktuellen Schätzungen geht man davon aus, dass in Deutschland 1,2 Millionen Menschen abhängig von Benzodiazepinen sind. Damit ist die Benzodiazepin-

---

🗩 Was hat Ihnen der Arzt zur Einnahme dieser Schlaftabletten gesagt?

🗩 Typische Nebenwirkungen sind Schwindel und Benommenheit am Morgen. Nehmen Sie sich daher für den nächsten Tag nicht zu viel vor, bevor Sie nicht wissen, wie Sie das Medikament vertragen.

🗩 Verzichten Sie bitte auf Alkohol, solange Sie die Schlaftabletten einnehmen müssen.

🗩 Mit diesem Medikament werden Sie endlich wieder erholsam schlafen können.

🗩 Ich schreibe Ihnen noch die genaue Dosierung ihres Medikaments auf die Verpackung.

🗩 Haben Sie noch Fragen zu Ihrem neuen Medikament?

🗩 Falls Sie im Verlauf der Behandlung Probleme mit dem Arzneimittel haben, so scheuen Sie sich bitte nicht, zu uns zu kommen. Wir finden dann bestimmt zusammen eine Lösung für Sie.

Abhängigkeit nach Alkohol- und Nikotinsucht als drittgrößte Suchterkrankung in Deutschland zu bewerten.

4.3.1 Wirkungsweise

Benzodiazepine dämpfen die Reizweiterleitung im Gehirn, indem sie die Wirkung von GABA, des stärksten hemmenden Neurotransmitters in unserem Körper, verstärken.

Durch Bindung von GABA an den GABA$_A$-Rezeptor im ZNS kommt es zur Öffnung von Chlorid-Kanälen. Daraufhin strömen vermehrt Chlorid-Ionen in die Zellen ein. Das Membranpotenzial wird hyperpolarisiert und die Zelle ist nur noch vermindert erregbar.

Der GABA-Rezeptor ist aus fünf Untereinheiten aufgebaut, typischerweise aus zwei α-, zwei β- und einer γ-Untereinheit. Benzodiazepine sind in der Lage, agonistisch an die α-Untereinheit des GABA$_A$-Rezeptors zu binden. Durch allosterische Wechselwirkungen erhöhen sie die Affinität von GABA zur Bindung an den GABA$_A$-Rezeptor: die hemmende Wirkung von GABA wird verstärkt, durch vermehrten Chlorideinstrom werden die Zellen stärker hyperpolarisiert und ihre Erregbarkeit sinkt.

Benzodiazepine wirken im Gehirn zentral dämpfend.

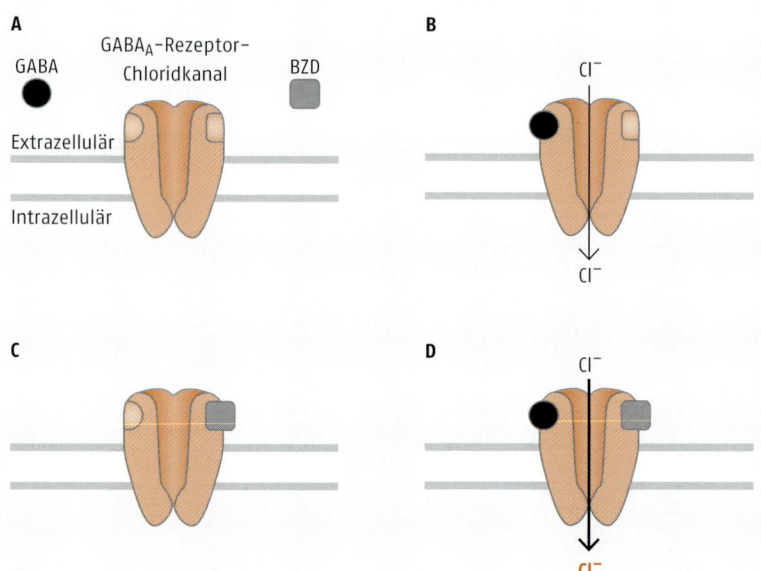

Abb. 4.1 Wirkmechanismus Benzodiazepine. A: Ohne Bindung von GABA und BZD ist der Kanal geschlossen. B: Bindung von GABA an den Kanal öffnet diesen und führt zum Chlorideinstrom. C: Bei Bindung von BZD an den Kanal bleibt dieser geschlossen. D: Gleichzeitige Bindung von GABA und BZD an den Kanal bewirkt einen verstärkten Chlorideinstrom. Nach Mutschler 2008

Über diesen Wirkmechanismus kommen die verschiedenen therapeutischen Wirkungen bzw. Nebenwirkungen der Benzodiazepine zu Stande:
- sedative und hypnotische Wirkung(α_1-vermittelt)
- anxiolytische Wirkung (α_2-vermittelt)
- muskelrelaxierende Wirkung (α_2-vermittelt)
- antikonvulsive Wirkung (α_1-vermittelt)

Je nachdem, wie stark die Bindungsstellen an der α-Untereinheit des $GABA_A$-Rezeptors durch Benzodiazepine besetzt werden, unterscheiden sich die tfoWirkungen der einzelnen Arzneistoffe. In niedriger Dosierung überwiegt die anxiolytische Komponente, mit steigenden Dosierungen treten zunächst die sedierenden Effekte, später die muskelrelaxierenden und hypnotischen Wirkungen in Erscheinung.

> **Benzodiazepine zeigen verschiedene Wirkungen im Körper:** sie beruhigen und wirken Schlaf anstoßend, sie lösen Angstzustände, sie entspannen die Muskulatur und wirken entkrampfend im Gehirn.

Merke

Ohne die Anwesenheit von GABA im Organismus verlieren die Benzodiazepine ihre Wirkung. Benzodiazepine sind demnach nur Wirkverstärker der GABA, sie können den maximalen Effekt der GABA nicht erhöhen. Dies erklärt die große therapeutische Breite der Benzodiazepine.

4.3.2 Handelspräparate und Indikationen

Sofern längerfristige Ein- und Durchschlafstörungen nicht durch schlafhygienische bzw. nicht-medikamentöse Maßnahmen behoben werden können, stehen die Benzodiazepine zur Behandlung der Schlafstörungen zur Verfügung.

Als Einschlafmittel wählt man Präparate mit kurzer Halbwertszeit, bei Durchschlafstörungen können auch Benzodiazepine mit mittellanger HWZ eingesetzt werden. Sie sollten jedoch nur kurzzeitig und intermittierend angewendet werden, um einer Toleranzentwicklung bzw. Abhängigkeit entgegen zu wirken.

Zur Behandlung von Einschlafstörungen wählt man Benzodiazepine mit sehr kurzer Wirkdauer. Sollen Durchschlafstörungen behandelt werden, bedient man sich Benzodiazepine mit längerer Wirkdauer. Dabei ist zu beachten, dass sie nur kurzzeitig angewendet werden.

Tab. 4.1 Benzodiazepine als Schlafmittel

Handels-präparate	Wirkstoff	HWZ (h)	Indikation
Lendormin®	Brotizolam	4–9	Ein- und Durchschlafstörungen
Halcion®	Triazolam	2–5	Kurzfristige Behandlung klinisch bedeutsamer Schlafstörungen
Noctamid®	Lormetazepam	8–14	Ein- und Durchschlafstörungen
Adumbran®	Oxazepam	8–12	Symptomatische Behandlung von Durchschlafstörungen
Lexotanil®, Normoc®	Bromazepam	8–20	Als Schlafmittel, wenn gleichzeitig eine angst- und spannungslösende Wirkung am Tag erforderlich ist
Planum®, Remestan®	Temazepam	10–20	Kurzzeitbehandlung klinisch bedeutsamer Schlafstörungen
Tavor®	Lorazepam	10–20	Schlafstörungen als Folge von Angst-, Spannungs- und Erregungszuständen

4.3.3 Dosierung und Einnahmehinweise

Alle Benzodiazepine sollten grundsätzlich nicht auf vollen Magen eingenommen werden. Es kommt sonst zu einem deutlich verzögerten Wirkungseintritt und verstärkten Hang-Over-Effekten am Folgetag.

Bei alten Menschen sollte die Dosis entsprechend reduziert werden. Die Metabolisierung der Benzodiazepine ist im Alter deutlich verlangsamt, so dass bei gleich bleibender Dosierung eine Überdosierung mit erhöhtem Risiko für das Auftreten von Nebenwirkungen droht. Dies ist nicht zu verantworten.

> 💬 Nehmen Sie die Tabletten bitte nicht auf vollen Magen ein, sonst tritt die Wirkung erst zeitlich verzögert ein und Sie ärgern sich, dass Sie trotz Schlafmittel nicht einschlafen können.

> 💬 Bei Senioren sollten Benzodiazepine in geringerer Dosierung eingesetzt werden als bei jungen Menschen. Der Stoffwechsel ist im Alter deutlich verlangsamt, so dass es ohne Dosisanpassung leicht zu Überdosierungen kommen kann.

Tab. 4.2 Dosierung und Einnahmehinweise zu Benzodiazepinen

Wirkstoff	Dosierung (mg)	Einnahmehinweis
Bromazepam	3–6	1 Stunde vor dem Schlafengehen
Brotizolam	0,125–0,25	Direkt vor dem Schlafen gehen einnehmen oder im Mund zergehen lassen
Lormetazepam	0,5–2,0	Direkt vor dem Schlafengehen
Lorazepam	0,5–2,5	30 Min. vor dem Schlafengehen
Oxazepam	10–30	Direkt vor dem Schlafengehen
Temazepam	10–20	30 Minuten vor dem Schlafengehen
Triazolam	0,125–0,25	Direkt vor dem Schlafengehen

> 💬 Nehmen Sie die Lormetazepam-Tabletten direkt vor dem Schlafengehen ein.

> 💬 Diese Temazepam-Tabletten sollten Sie 30 Min. vor dem Schlafengehen einnehmen.

4.3.4 Neben-, Wechselwirkungen und Kontraindikationen

Nebenwirkungen

Benzodiazepine verstärken unselektiv die hemmende Wirkung der GABA, deshalb treten in Abhängigkeit von der Dosierung und vom einzelnen Arzneistoff immer ähnliche Haupt- und Nebenwirkungen auf:

- Tagesmüdigkeit (»Hang-Over«), Benommenheit, verminderte Aufmerksamkeit, verlängerte Reaktionszeit
  CAVE: eingeschränkte Fahrtüchtigkeit und Vorsicht beim Bedienen von Maschinen!
- Schwindelanfälle durch Blutdruckabfall, Verwirrtheit
- Muskelschwäche und Gangunsicherheit durch zentrale Muskelrelaxation
  CAVE: erhöhtes Sturz- und Frakturrisiko, v. a. bei Senioren!

> 💬 Seien Sie nicht überrascht, wenn Sie am nächsten Tag etwas benebelt sind und nicht so leistungsfähig sind wie sonst. Das liegt an den Tabletten und zeigt nur ihre starke Wirksamkeit. Sie sollten deswegen am nächsten Tag nicht direkt mit dem Auto fahren müssen, das könnte gefährlich werden. Warten Sie bitte ab, wie Sie das Mittel vertragen haben.

- Atemdepression, problematisch vor allem bei obstruktiven Atemwegserkrankungen (Asthma, COPD)
- Anterograde Amnesie: Verlust der Erinnerung an Handlungen direkt nach der Tabletteneinnahme
- bei Senioren: Risiko paradoxer Reaktionen → starke Erregung mit gleichzeitiger Bewusstseinstrübung!

Auf Grund des verzögerten Wirkstoffmetabolismus bei Senioren besteht die Gefahr einer Wirkstoffanreicherung im Körper mit verstärkten Nebenwirkungen. Das Sturz- und Frakturrisiko steigt unverhältnismäßig hoch an, Verwirrtheit und Benommenheit werden oft nicht als Arzneistoffnebenwirkung erkannt, sondern hinsichtlich dementieller Probleme falsch interpretiert. Im Alter sollte deshalb unbedingt eine Dosisanpassung erfolgen.

Toleranzentwicklung

Alle Benzodiazepine führen bei wiederholter Anwendung zur Gewöhnung, d. h. die Stärke der Wirkung lässt nach. Um den gleichen beruhigenden, angstlösenden bzw. schlaffördernden Effekt zu erreichen, muss die Dosis erhöht werden. Diese Toleranzentwicklung kann bereits nach wenigen Tagen Therapiedauer einsetzen.

Nebenwirkungen bei Langzeitanwendung von Benzodiazepinen

Bei chronischer Anwendung über Monate kann es unter der Therapie zu kognitiven Leistungseinbußen, verwaschener Sprache und neurologischen Störungen kommen. Das größte Risiko bei einer Langzeittherapie mit Benzodiazepinen besteht jedoch in der Entwicklung einer Abhängigkeit: beim Absetzen kommt es zu typischen Entzugssymptomen. In der Bundesrepublik wird die Zahl der Benzodiazepinabhängigen auf 1,0–1,2 Millionen Betroffene geschätzt, wobei vor allem Senioren und Frauen gefährdet sind.

Niedrigdosisabhängigkeit

Durch Einnahme von Benzodiazepinen in geringen therapeutischen Dosen über einen Zeitraum von zwei bis vier Monaten entwickelt sich eine »low-dose«-Abhängigkeit. Eine Toleranzentwicklung mit Dosissteigerung ist meist nicht zu beobachten, die Abhängigkeit ist in erster Linie psychisch, obwohl der entspannende Effekt auf Grund der Toleranzentwicklung kaum noch vorhanden ist. Abruptes Absetzen verursacht jedoch trotzdem Entzugssymptome mit Unruhe, Angstattacken, Schwindel, allgemeiner Schwäche und nicht zuletzt Schlafstörungen, weshalb die Patienten erneut zum Schlafmittel greifen. Das Ausschleichen der Behandlung muss deshalb langsam durch schrittweise Dosisreduktion über Wochen bis Monate erfolgen.

Marginalien:

Es kann sein, dass Ihnen das Medikament Kreislaufprobleme bereitet, vielleicht fühlen Sie sich etwas unsicher auf den Beinen. Das liegt an den Nebenwirkungen. Gönnen Sie sich deshalb ausreichend Schlaf für mindestens 8 Stunden und nehmen Sie sich für den nächsten Tag nicht zu viel vor.

Benzodiazepine führen innerhalb kurzer Zeit zur Gewöhnung, die Wirkung lässt nach. Eine ausreichende Wirkung lässt sich dann nur durch eine Erhöhung der Dosis erreichen.

Die Langzeitanwendung von Benzodiazepinen hat Folgen: Leistungseinbußen beim Denken, verwaschene Sprache und andere Störungen des Nervensystems können entstehen. Außerdem droht die Entwicklung einer echten Arzneimittelabhängigkeit.

Bei der Niedrigdosisabhängigkeit handelt es sich um eine psychische Abhängigkeit: die entspannende Wirkung der Benzodiazepine ist kaum noch vorhanden, doch die Betroffenen sind nicht in der Lage, auf die Einnahme der Tabletten zu verzichten. Ein plötzliches Therapieende verursacht körperliche Entzugserscheinungen mit Unruhe, Angst, Schwindel und Schlafstörungen.

Gefährdet für die Entwicklung einer Niedrigdosisabhängigkeit sind besonders:

- Ältere Patienten mit verschiedenen Grunderkrankungen
- Patienten mit chronischen Schlafstörungen
- Patienten mit Angsterkrankungen
- Angehörige medizinischer Berufe
- Patienten mit Suchtproblematik in der Anamnese

Praxistipp

Gerade viele Senioren, die dauerhaft Benzodiazepine einnehmen, leiden an einer Niedrigdosisabhängigkeit, ohne dies zu wissen. Hier ist das pharmazeutische Personal in seiner Beratungskompetenz gefragt und sollte immer auf folgende Punkte hinweisen:

- Keine Dauertherapie mit Benzodiazepinen
- Keine Dosiserhöhung ohne Rücksprache mit dem behandelnden Arzt
- Keine Weitergabe der verordneten Medikamente an Dritte
- Keine Einnahme von Alkohol und anderen zentral wirksamen Stoffen während der Therapie

---

Hochdosisabhängigkeit

Bei der Hochdosisabhängigkeit, die vergleichsweise selten auftritt, kommt es typischerweise zur Dosissteigerung, da die erwünschte Wirkung ausbleibt. Auch Persönlichkeitsveränderungen lassen sich beobachten: die Patienten sind auf das Mittel fixiert, das Problem wird verdrängt und heruntergespielt, Heimlichkeit und Schamgefühle beherrschen den Umgang mit dem Arzneimittel, und das Absetzen der Benzodiazepine führt zu massiven Entzugssymptomen. Zum Entzug ist hier meist eine stationäre Behandlung notwendig. Hochdosisabhängigkeit bei Benzodiazepinen spielt vor allem in der Drogenszene eine Rolle sowie bei Patienten mit psychiatrischen Grunderkrankungen.

💬 Hochdosisabhängigkeit von Benzodiazepinen äußert sich in psychischer und körperlicher Abhängigkeit: die Patienten erhöhen die Dosierung, um die erwünschte Wirkung herbeizuführen. Ein Therapieabbruch verursacht schwere Entzugssymptome.

Wechselwirkungen

Als wichtige Interaktionen sind zu nennen:

- Gegenseitige Wirkungsverstärkung durch Einnahme von zentral dämpfenden Stoffen wie:
  Alkohol
  Neuroleptika
  Hypnotika
  Antidepressiva
  Antiepileptika
  Sedierenden H_1-Antihistaminika
- Muskelrelaxanzien: erhöhtes Sturzrisiko durch verstärkte Wirkung
- Metabolisierung über CYP3A4 und CYP2C19; Hemmstoffe dieser Enzyme (Grapefruitsaft, Clarithromycin, Ciprofloxacin bzw. Omeprazol, Fluoxetin, Topiramat) verstärken die Wirkung der Benzodiazepine!

💬 Darf ich fragen, ob Sie andere Medikamente einnehmen, z. B. zur Beruhigung oder zur Stimmungsaufhellung? Ich frage, damit ich sicher bin, dass Sie die Tabletten gut vertragen.

Bei Patienten, die sich in Dauertherapie mit Kreislaufmedikamenten (β-Blocker, Herzglykoside) oder die Atemfunktion beeinflussenden Arzneistoffen (Methylxanthine) befinden, sind Art und Umfang von Interaktionen nicht vorhersehbar. Auch der Einfluss von Benzodiazepinen auf die Wirksamkeit der Pille kann nicht verlässlich eingeschätzt werden. Eine genaue Nutzen-Risiko-Abwägung durch den Arzt ist zwingend erforderlich.

Kontraindikationen

Benzodiazepine dürfen bei folgenden Grunderkrankungen nicht eingenommen werden:
— Engwinkelglaukom (grüner Star)
— Obstruktive Atemwegserkrankungen (Asthma, COPD)
— Schlafapnoe
— Myasthenia gravis
— Schweren Leberschäden und Nierenerkrankungen
— Suchterkrankungen in der Anamnese

4.4   Beratung bei der Abgabe von Benzodiazepin-Analoga (Z-Substanzen)

Die anfängliche Euphorie bei der Einführung der Benzodiazepin-Analoga ist inzwischen abgeklungen. Die Z-Substanzen zeigen ähnliche Neben- und Wechselwirkungen wie die klassischen Benzodiazepine. Das Abhängigkeitsrisiko scheint weniger stark ausgeprägt zu sein wie bei den Benzodiazepinen. Die WHO stuft das Missbrauchs- und Abhängigkeitspotenzial der neueren Substanzen aber inzwischen als genauso hoch ein. Eine Dauertherapie ist demnach mit den gleichen Gefahren und Risiken verbunden. Als Schlafmittel sind beide Substanzgruppen als gleichwertig zu bewerten, wobei Z-Substanzen höhere Tagestherapiekosten verursachen.

4.4.1   Wirkungsweise

Die Wirkung der Z-Substanzen kommt ebenfalls durch allosterischen Angriff am GABA-Rezeptor und dadurch zu einer Steigerung der hemmenden Wirkung von GABA auf den Organismus zu Stande. Im Gegensatz zu den Benzodiazepinen binden die Z-Substanzen jedoch nicht an der α_2-Untereinheit des GABA-Rezeptors, sondern an der α_1-Untereinheit. Sie unterscheiden sich daher in ihrer Wirkung wesentlich von den klassischen Benzodiazepinen: es kommt nur zu sedativen und hypnotischen Effekten, die muskelentspannenden und angstlösenden Effekte sind verschwindend gering. Z-Substanzen eignen sich daher nur als Schlafmittel, nicht als Muskelrelaxanzien oder Anxiolytika.

🗨 Bitte verzichten Sie auf Alkohol, so lange Sie diese Tabletten einnehmen. Die Nebenwirkungen steigen sonst unkontrollierbar an.

🗨 Haben Sie noch andere Beschwerden als Ihre Schlafstörungen? Ist z. B. mit Ihren Augen und Ihrer Lunge alles in Ordnung? Ich frage zur Sicherheit, da diese Schlaftabletten bei manchen Grunderkrankungen nicht angewendet werden dürfen.

🗨 Z-Substanzen unterscheiden sich hinsichtlich des Missbrauchs- und Abhängigkeitspotenzials nicht von den älteren Benzodiazepinen.

🗨 Z-Substanzen wirken im Gegensatz zu den Benzodiazepinen nur schlaffördernd. Sie haben keine angstlösende und muskelentspannende Wirkung.

4.4.2 Handelspräparate und Indikationen

Unter Kurzzeitbehandlung ist jeweils eine durchgehende Behandlung von maximal zwei Wochen zu verstehen.

Aufgrund seiner sehr kurzen HWZ eignet sich Zaleplon nur als Einschlafmittel, nicht als Durchschlafmittel.

🔊 Auch Z-Substanzen sollten nicht länger als 14 Tage zur Behandlung von Schlafstörungen eingesetzt werden, um einer Gewöhnung vorzubeugen.

Tab. 4.3 Handelspräparate und Indikationen von Benzodiazepin-Analoga

Handelspräparate	Wirkstoff	HWZ (h)	Indikation
Bikalm®, Stilnox®	Zolpidem	1,5–2,5	Kurzzeitbehandlung von Schlafstörungen
Sonata®	Zaleplon	1	Kurzzeitbehandlung von Einschlafstörungen
Ximovan®	Zopiclon	3,5–6	Kurzzeitbehandlung von Schlafstörungen

🔊 Die Sonata® Tabletten sind nur zur Behandlung von Einschlafstörungen. Durchschlafstörungen können mit ihnen nicht behandelt werden.

4.4.3 Dosierung und Einnahmehinweise

Tab. 4.4 Dosierung und Einnahmehinweise von Benzodiazepin-Analoga

Wirkstoff	Dosierung (mg) Erwachsene < 65	Dosierung (mg) Erwachsene > 65	Einnahmehinweis
Zaleplon	10	5	Unmittelbar vor dem Schlafengehen; Nicht auf vollen Magen einnehmen (Wirkungsverzögerung!)
Zolpidem	10–20	5–10	Unmittelbar vor dem Schlafengehen einnehmen
Zopiclon	7,5–15	3,75–7,5	

🔊 Nehmen Sie die Schlaftablette bitte immer direkt vor dem Schlafengehen und nicht auf vollen Magen ein, dann kann das Medikament bestmöglich wirken.

4.4.4 Neben-, Wechselwirkungen und Kontraindikationen

🗨 Die Neben- und Wechsel-
wirkungen bzw. die Kontraindikationen der Z-Substanzen äh-
neln denen der Benzodiazepine.

Die Neben-, Wechselwirkungen und Kontraindikationen entsprechen im We-
sentlichen denen der klassischen Benzodiazepine (siehe Kap. 4.3.4).

Trotz der Unterschiede im allosterischen Angriff an der α-Untereinheit des
GABA-Rezeptors können auch unter der Behandlung mit Z-Substanzen Mus-
kelschwäche und Gangunsicherheit auftreten. Dies muss vor allem bei der
Behandlung von Senioren bedacht werden.

4.5 Beratung bei der Abgabe von Neuroleptika als Schlafmittel

🗨 Viele Neuroleptika machen
als Nebenwirkung müde. Deshalb werden sie – vor allem in
der Geriatrie – erfolgreich als
Schlafmittel eingesetzt.

Viele nieder- und mittelpotente Neuroleptika zeichnen sich durch eine ausge-
prägte sedierende und schlaffördernde Wirkung aus. Deshalb werden diese
Arzneistoffe – trotz unklarer Studienlage – vielfach als Schlafmittel eingesetzt.
Gerechtfertigt ist ihr Einsatz bei Schlafstörungen in Folge von:
- Verwirrtheit und Demenz (Geriatrie!)
- Unruhe- und Erregungszuständen in Zusammenhang mit anderen psychi-
  schen Grunderkrankungen
- Chronischen Schmerzen

Bei organisch und psychisch Gesunden ist die Therapie von Schlafstörungen mit
Neuroleptika nicht Mittel der Wahl.

4.5.1 Wirkungsweise

🗨 Die Wirkung der Neurolep-
tika kommt durch den Angriff der
Arzneistoffe an unterschiedliche
Strukturen im Gehirn zu Stande.
Der genaue Wirkmechanismus ist
bis heute nicht aufgeklärt.

Als Neuroleptika werden Arzneistoffe mit stark unterschiedlicher Struktur
zusammengefasst, die psychische Symptome bessern, ohne das Bewusstsein
und die intellektuellen Fähigkeiten wesentlich zu beeinflussen. Der genaue
Wirkmechanismus ist – genauso wie die Pathogenese schwerer psychischer
Erkrankungen (Schizophrenie, bipolare Störung etc.) - nicht bekannt. Neuroleptika interagieren mit einer Vielzahl von Rezeptoren im Gehirn, wodurch die
Gesamtwirkung zu Stande kommt.

Die sedierende Wirkung führt man vor allem auf den antagonistischen
Angriff der Neuroleptika am H_1-Rezeptor zurück. Dieses Wirkprinzip ist von
den H_1-Antihistaminika der 1. Generation bekannt (siehe Kap. 3.4).

Außerdem greifen die meisten Neuroleptika hemmend an Dopaminrezeptoren im ZNS an. Dadurch soll das Einschlafen bei Schlafstörungen, verursacht
durch Ängste, Gedankenflut oder Wahnvorstellungen, begünstigt werden.

Butyrophenone wie Melperon und Pipamperon dagegen wirken hauptsächlich durch Antagonismus am $5HT_{2A}$-Rezeptor sedierend.

4.5.2 Handelspräparate und Indikationen

Viele Neuroleptika werden »off-label« als Schlafmittel eingesetzt, vor allem in
der Geriatrie. An dieser Stelle sollen daher nur diejenigen Neuroleptika aufge-
führt werden, die eine Zulassung zur Behandlung von Schlafstörungen besitzen.

Tab. 4.5 Neuroleptika als Schlafmittel: Handelspräparate

Handelspräparat	Wirkstoff	Hauptangriffsort	Indikation
Atosil® Tabletten / Tropfen	Prome-thazin	H_1-Blockade	Schlafstörungen, wenn andere Alternativen nicht durchführbar oder erfolgreich sind
Dipiperon® Tabletten	Pipam-peron	$5HT_{2A}$-Blockade	Behandlung von Schafstörungen, besonders in der Geriatrie
Eunerpan® Saft	Melperon	$5HT_{2A}$-Blockade	

Die stark dämpfenden atypischen Neuroleptika wie Risperdal® (Risperidon), Seroquel® (Quetiapin) und Zyprexa® (Olanzapin) werden häufig eingesetzt, wenn bei geriatrischen Patienten der Nachtschlaf durch gesteigerte Erregung und Verwirrtheit gestört ist. Zur Verbesserung des Schlafes reichen auch hier deutlich niedrigere Wirkstoffdosierungen als zur antipsychotischen Therapie. Diese Substanzen besitzen jedoch nach wie vor keine Zulassung für die Indikation »Schlafstörung«.

4.5.3 Dosierung und Einnahmehinweise

Tab. 4.6 Neuroleptika als Schlafmittel: Dosierung und Einnahmehinweis

Wirkstoff	Dosis als Antipsychotikum (mg)	Dosis als Hypnotikum (mg)	Einnahmehinweis
Melperon	50–200	25–100	Vor dem Schlafengehen mit etwas Flüssigkeit einnehmen; nicht mit Kaffee, Milch oder Tee!
Pipamperon	120–360	20–80	Vor dem Schlafengehen mit etwas Flüssigkeit einnehmen
Promethazin	50–150	10–50	30 Min. vor dem Schlafengehen; nicht auf vollen Magen

Die Wirkstoffe Promethazin, Pipamperon und Melperon gehören zu den Neuroleptika die gegen Schlafstörungen eingesetzt werden.

Die Dosierung von Neuroleptika, die zur Behandlung von Schlafstörungen eingesetzt werden, ist meist wesentlich geringer als zur Behandlung von Psychosen. Manche der eingesetzten Arzneimittel haben jedoch keine Zulassung für die Therapie von Schlafstörungen, man spricht vom »off-label«-Gebrauch.

Nehmen Sie das Medikament mit etwas Flüssigkeit vor dem Schlafengehen ein.

Werden Neuroleptika als Schlafmittel eingesetzt, so sind die gewählten Dosierungen deutlich niedriger als bei der Therapie von Psychosen. Dementsprechend ist die Verträglichkeit meist auch vergleichsweise gut.

4.5.4 Neben-, Wechselwirkungen und Kontraindikationen

Nebenwirkungen

Durch die fehlende Rezeptorselektivität der Neuroleptika kommt es zu einer Vielzahl von mehr oder weniger stark ausgeprägten Nebenwirkungen.

Für die Patienten sehr belastend sind die typischen anticholinergen Nebenwirkungen durch Angriff an M_1-Rezeptoren:

- Mundtrockenheit
- Obstipation
- Akkommodationsstörungen
- Schwierigkeiten beim Wasserlassen

Sehr problematisch sind extra-pyramidale Nebenwirkungen, verursacht durch den Angriff an D_2-Rezeptoren. Diese Nebenwirkung tritt bei den als Schlafmitteln herangezogenen Neuroleptika zwar selten auf, kann aber nicht völlig ausgeschlossen werden. Extra-pyramidale Nebenwirkungen untergliedern sich wie folgt:

Frühdyskinesien zu Behandlungsbeginn:

- Verkrampfung der mimische Muskulatur mit ruckartigem Herausstrecken der Zunge und Blickkrämpfen

Neuroleptikabedingtes Parkinson Syndrom:

- Typische Parkinsonsymptomatik mit Rigor (erhöhter Muskeltonus), Tremor (Zittern) und Akinesie (Verlust der Beweglichkeit), ausgelöst durch die Medikation mit Neuroleptika

Akathisie:

- quälende motorisch Unruhe (»Unvermögen, ruhig sitzen zu bleiben«)

Spätdyskinesien:

- Sereotype Saug-, Schmatz-, Kau- und Zungenbewegungen
- häufig irreversibel
- erhöhtes Risiko: Alter, weibliches Geschlecht, Hirnschädigungen und mehrmonatige Behandlung mit Neuroleptika

Wechselwirkungen

Die gleichzeitige Einnahme von anderen zentral dämpfenden Stoffen führt zu einer massiven wechselseitigen Wirkungsverstärkung. Betroffen hiervon sind vor allem:

- Alkohol
- Benzodiazepine
- H_1-Antihistaminika
- Stark wirksamen Analgetika

Erschrecken Sie bitte nicht, wenn Sie unter der Therapie unter Verstopfung und vielleicht auch einem trockenen Mund leiden. Das sind leider typische Nebenwirkungen dieses Arzneimittels.

Gefürchtet während der Behandlung mit Neuroleptika sind die sogenannten extra-pyramidalen Nebenwirkungen: es kommt u.a. zu Muskelkrämpfen, quälender Unruhe, Verlust der Beweglichkeit und Zittern. Diese Nebenwirkungen können trotz der geringen Dosierung auch bei der Therapie von Schlafstörungen mit Neuroleptika auftreten.

Vermeiden Sie während der Behandlung bitte unbedingt die Einnahme von anderen zentral dämpfenden Stoffen. Dazu zählen Alkohol, andere Schlafmittel, aber auch starke Schmerzmittel.

Durch gleichzeitige Therapie mit Levodopa kann es zur Wirkungsabschwächung der Neuroleptika kommen, da sie durch Dopamin von den Dopaminrezeptoren verdrängt werden.

Eine Behandlung mit Metoclopramid bei gastrointestinalen Beschwerden kann das Risiko für extra-pyramidale Nebenwirkungen stark erhöhen und sollte aus diesem Grund unterbleiben.

Eine Komedikation mit Anticholinergika (z. B. Antidepressiva) oder Antihypertensiva führt in der Regel zu einer Verstärkung der anticholinergen Effekte bzw. zu einer verstärkten Blutdrucksenkung. Dies muss bei der Therapie bedacht werden.

Außerdem sollten Neuroleptika nicht gleichzeitig mit anderen QT-Zeit-verlängernden Arzneistoffen (Antiarrhythmika, Makrolid-Antibiotika, Antihistaminika, Antidepressiva) gegeben werden, da sonst die Kardiotoxizität erhöht wird.

💬 Darf ich fragen, ob Sie andere Arzneimittel als Dauermedikation einnehmen? Zum Beispiel Medikamente gegen hohen Blutdruck oder gegen psychische Beschwerden? Ich frage, damit es zu keinen Problemen unter der Therapie mit dem Schlafmittel kommt.

Kontraindikationen

Absolute Kontraindikationen für eine Behandlung mit den genannten Neuroleptika sind eine akute Vergiftung mit Alkohol bzw. mit anderen zentral dämpfenden Arzneimitteln.

💬 Bei einer Alkoholvergiftung sind Neuroleptika kontraindiziert.

4.6 Beratung bei der Abgabe von Antidepressiva als Schlafmittel

Der Einsatz von Antidepressiva als Schlafmittel hat sich aus verschiedenen Gründen bewährt. Sie führen nicht zur Abhängigkeit, verursachen beim Absetzen keine Entzugssymptome und sind deshalb auch für Patienten mit Suchterkrankungen in der Vorgeschichte geeignet. Besonders gute Therapieerfolge werden bei Patienten mit einer depressiven Grunderkrankung in der Anamnese erzielt, da Depressionen häufig Schlafstörungen als Hauptsymptom zeigen. Außerdem werden Antidepressiva erfolgreich eingesetzt bei Tumorpatienten, die unter Schlafstörungen, starken Schmerzen und Appetitlosigkeit leiden.

💬 Antidepressiva sind eine gute Alternative für die Behandlung von Schlafstörungen bei Patienten mit Depressionen, Suchterkrankungen in der Vorgeschichte und Tumorpatienten. Sie machen nicht abhängig und verursachen keine Absetzsymptome.

4.6.1 Wirkungsweise

Ähnlich wie bei den H_1-Antihistaminika und Neuroleptika wird der sedierende Effekt der Antidepressiva in erster Linie auf ihre antagonistische Wirkung am H_1-Rezeptor zurückgeführt. Daneben scheint ein unterschiedlich stark ausgeprägter Antagonismus am 5-HT_2-Rezeptor zur Wirkung bei zu tragen.

Da Antidepressiva keinen Einfluss auf den Benzodiazepin-Rezeptor haben, fehlt der muskelrelaxierende Effekt, auch die Atmung wird nicht negativ beeinflusst. Deshalb sind Antidepressiva eine gute Alternative für die Behandlung von Schlafstörungen bei Senioren, die für eine Therapie mit Benzodiazepinen nicht immer geeignet sind.

💬 Antidepressiva eignen sich sehr gut als Schlafmittel für Senioren: im Gegensatz zu anderen Schlafmitteln haben sie keine negativen Wirkungen auf die Muskulatur und die Atmungsorgane.

4.6.2 Handelspräparate und Indikationen

Vor allem trizyklische Antidepressiva sowie das Phenylpiperazin Trazodon zeichnen sich durch sedierende, schlafanstoßende Wirkungen aus. Die neueren Antidepressiva vom Typ SSRI oder SNRI wirken dagegen anregend und eignen sich nicht für die Behandlung von Schlafstörungen.

Tab. 4.7 Antidepressiva als Schlafmittel: Handelspräparate

Handels-präparat	Wirkstoff	Besonderheit	Indikation
Aponal® Tabletten	Doxepin		Unruhe, Angst, Schlafstörungen und funktionelle Organbeschwerden
Herphonal® 25 mg Tabletten	Trimipramin		Depressive Erkrankungen mit den Leitsymptomen Schlafstörungen, Angst und innere Unruhe
Insidon®	Opipramol		Störungen des psychischen Befindens wie Angst, Spannung, Schlafstörungen, Unruhe und depressive Verstimmungen
Stangyl® Tabletten	Trimipramin		Depressive Erkrankungen mit den Leitsymptomen Schlafstörungen, Angst und innere Unruhe
Thombran®	Trazodon	»off-label«: häufig in Gebrauch als Schlafmittel *ohne* depressive Grunderkrankung	Depressive Erkrankungen mit den Leitsymptomen Schlafstörungen, Angst und innere Unruhe
Saroten®	Amitriptylin	»off-label«: häufig in Gebrauch als Schlafmittel *ohne* depressive Grunderkrankung	Depressionen; Chronische Schmerzen

💬 Als Schlafmittel werden vor allem altbewährte Antidepressiva wie Amitriptylin und Trimipramin eingesetzt. Die neueren Antidepressiva wie z. B. Sertralin wirken anregend und eignen sich nicht als Schlafmittel.

4.6.3 Dosierung und Einnahmehinweise

Antidepressiva werden als Schlafmittel in geringerer Dosierung eingesetzt als zur antidepressiven Therapie. Üblich sind folgende Dosierungen:

Tab. 4.8 Dosierung und Einnahmehinweise von Antidepressiva

Wirkstoff	Dosierung als Antidepressivum (mg)	Dosierung als Hypnotikum (mg)	Einnahme-hinweis
Amitriptylin	± 200	10–50	Einnahme etwa zwei Stunden vor dem Schlafen-gehen
Doxepin	± 200	10–50	
Opipramol	± 200	50–100	
Trazodon	± 300	25–100	
Trimipramin	± 400	25–100	

💬 Als Schlafmittel werden Antidepressiva in geringerer Dosierung eingesetzt als zur Therapie von Depressionen.

Wichtig ist der Einnahmehinweis für die Patienten. Antidepressiva fluten im Körper wesentlich langsamer an als z. B. Benzodiazepine, ein ausreichend hoher Wirkspiegel und dadurch eine den Schlaf anstoßende Wirkung sind deshalb erst nach etwa zwei Stunden zu erwarten. Die Tabletten sollten daher entsprechend früh eingenommen werden.

Eine individuelle Einstellung der Dosierung – evtl. auch durch flüssige Arzneiformen – kann sinnvoll sein und zwar sowohl zu Therapiebeginn durch schrittweises Heraufdosieren als auch zu Therapieende durch langsames Ausschleichen.

💬 Nehmen Sie diese Schlaftabletten bitte jeweils 2 Stunden vor dem Zubettgehen ein. Die Tabletten brauchen etwas Zeit, um Ihre Wirkung zu entfalten. Wenn Sie sich direkt hinlegen, wundern Sie sich sonst, dass Sie nicht einschlafen können.

4.6.4 Neben-, Wechselwirkungen und Kontraindikationen

Nebenwirkungen

Trotz ihrer Vorteile (geringes Abhängigkeitspotenzial, fehlende Muskelrelaxation) zeigen die eingesetzten Antidepressiva eine Reihe von Nebenwirkungen, die bei der Therapie bedacht werden müssen.

— Anticholinerge Nebenwirkungen:
Mundtrockenheit
Akkommodationsstörungen
Obstipation
Miktionsbeschwerden

💬 Gerade zu Therapiebeginn klagen die Patienten häufig über einen trockenen Mund oder Verstopfung. Das sind typische Nebenwirkungen, die sich aber nach den ersten Tagen meistens legen.

Es kann sein, dass Ihr Kreislauf sich unter der Therapie verändert, vielleicht bekommen Sie einen niedrigen Blutdruck oder aber Herzklopfen. Das sind bekannte Nebenwirkungen des Mittels und in der Regel kein Grund zur Besorgnis.

Halten Sie sich bitte genau an die empfohlene Dosierung Ihres Arztes und ändern Sie die Dosierung nicht ohne Rücksprache mit Ihrem Arzt.

Verzichten Sie während der Behandlung bitte unbedingt auf Alkohol.

Sprechen Sie unbedingt mit Ihrem Arzt, falls Sie aufgrund anderer Beschwerden ein neues Medikament verordnet bekommen. Manche Arzneimittel – z. B. Antibiotika oder Herzmedikamente – vertragen sich nicht gut mit Ihren Schlaftabletten.

Darf ich fragen, ob mit Ihren Augen alles in Ordnung ist? Oder ob Sie Probleme mit der Prostata haben? Ich frage, weil dieses Arzneimittel dann nicht angewendet werden darf.

- Kardiovaskuläre Nebenwirkungen:
  Blutdrucksenkung
  Tachykardie
  Herzrhythmusstörungen (QT-Zeit-Verlängerung)

Auf Grund der sedierenden Effekte kann die Reaktionsfähigkeit im Straßenverkehr oder beim Bedienen von Maschinen deutlich herabgesetzt sein. Es kommt relativ häufig – vor allem zu Therapiebeginn – zu einer erhöhten Tagesmüdigkeit. Dies muss bei der Gestaltung des Tagesablaufes unbedingt berücksichtigt werden.

Problematisch ist außerdem die hohe Toxizität der Substanzen. Im Gegensatz zu Benzodiazepinen zeigen die Substanzen eine enge therapeutische Breite, eine (un-)beabsichtigte Überdosierung hat daher verheerende Folgen:

- Kardiovaskuläre Symptome (starker Blutdruckabfall, Tachykardie, Herzrhythmusstörungen)
- Hyperthermie
- Delirium und Krämpfe
- Dosisabhängig: Herz- und Atemstillstand

Die hohe Toxizität muss bei schwer depressiven Patienten mit Suizidgedanken bei der Auswahl der Medikation berücksichtigt werden!

Außerdem zeigen klinische Daten, dass unter der Therapie mit Antidepressiva zu einer deutlichen Verkürzung des REM-Schlafs kommt (Ausnahme: Trimipramin).

Wechselwirkungen

Bei gleichzeitiger Einnahme von Alkohol bzw. anderen zentral dämpfenden Arzneimitteln kommt es zur gegenseitigen Wirkungsverstärkung.

Die gleichzeitige Therapie mit MAO-Hemmern muss unbedingt unterbleiben, da es zu schwerwiegenden Interaktionen mit starken Blutdruckschwankungen, Erbrechen und Krampfanfällen kommen kann.

Eine Kombinationstherapie mit Anticholinergika und Sympathomimetika führt zur Wirkverstärkung dieser Arzneistoffe.

Arzneimittel, die ebenfalls eine verlängernde Wirkung auf die QT-Zeit haben (Antiarrhythmika, Makrolid-Antibiotika, H_1-Antihistaminika) sollten wegen des erhöhten Risikos für Herzrhythmusstörungen nicht in Kombination mit Antidepressiva gegeben werden.

Kontraindikationen

Wegen ihrer anticholinergen Wirkungen dürfen Antidepressiva bei folgenden Grunderkrankungen nicht eingesetzt werden:

- Engwinkelglaukom
- Harnentleerungsstörungen (z. B. Prostatahyperplasie mit Restharnbildung)

Bei Vorerkrankungen des Herzens (Herzrhythmusstörungen, Überleitungsstörungen) muss eine sehr sorgfältige Nutzen-Risiko-Bewertung erfolgen, da viele

Antidepressiva durch den Einfluss auf die QT-Zeit kardiotoxische Effekte mit sich bringen.

4.7 Beratung bei der Abgabe von chloralhydrathaltigen Schlafmitteln

Chloralhydrat ist das älteste synthetisch hergestellte Schlafmittel überhaupt. Chloralhydrat hat den entscheidenden Vorteil, dass es das physiologische Schlafprofil kaum verändert. Demgegenüber stehen das hohe Abhängigkeitspotenzial und die Vielzahl an Neben- und Wechselwirkungen, die seinen breiten Einsatz deutlich beschränken.

💬 Chloralhydrat verändert das normale Schlafmuster kaum. Leider zeigt es ein hohes Abhängigkeitspotenzial und viele Neben- und Wechselwirkungen.

4.7.1 Wirkungsweise

Der genaue Wirkungsmechanismus dieses sehr alten Schlafmittels ist nach wie vor nicht geklärt. Man vermutet, dass Chloralhydrat bzw. sein aktiver Hauptmetabolit Trichlorethanol sowohl die hemmenden Effekte der GABA erhöhen als auch die erregende Wirkung von Glutamin abschwächen. Letztlich kommt es zu einer Dämpfung des zentralen Nervensystems, das Ein- und Durchschlafen wird begünstigt.

💬 Der genaue Wirkmechanismus von Chloralhydrat ist unbekannt, es fördert das Ein- und Durchschlafen.

Insgesamt scheint Chloralhydrat das physiologische Schlafprofil kaum zu verändern, die Gesamtschlafdauer wird erhöht, der REM-Schlaf im Gegensatz zu vielen anderen Schlafmitteln jedoch nicht verkürzt. Beim Absetzen kommt es daher auch nicht zu den gefürchteten Effekten des REM-Rebounds mit verstärkten Träumen bis hin zu Albträumen.

4.7.2 Handelspräparate und Indikationen

Tab. 4.9 Chloralhydrathaltige Handelspräparate

Handelspräparat	Wirkstoff	Indikation
Chloraldurat® blau 250 mg	Chloralhydrat	Kurzzeitbehandlung von Durchschlafstörungen ohne Einschlafstörung
Chloraldurat® 250 mg/ 500 mg		Kurzzeitbehandlung von Schlafstörungen

4.7.3 Dosierung und Einnahmehinweise

Tab. 4.10 Dosierung und Einnahmehinweis zu Chloralhydrat

Wirkstoff	Dosierung (g)	Einnahmehinweis
Chloralhydrat	0,25–2,0	30 Minuten vor dem Schlafen mit mindestens 150 ml Wasser einnehmen Kapseln nicht zerkauen → Substanz ist (schleim-)hautreizend und schmeckt sehr bitter!

💬 Nehmen Sie 1–2 Weichkapseln etwa eine halbe Stunde vor dem Schlafengehen mit einem großem Glas Wasser ein. Wenn Sie Probleme mit dem Schlucken dieser relativ großen Kapseln haben, dann tauchen Sie die Kapseln vor dem Schlucken ganz kurz in lauwarmes Wasser ein. Sie werden sehen, dann rutschen sie viel leichter.

4.7.4 Neben-, Wechselwirkungen und Kontraindikationen

Nebenwirkungen

Am häufigsten kommt es unter der Therapie zu folgenden Nebenwirkungen:
- Benommenheit, Schwindel und Beeinträchtigung des Reaktionsvermögens
- Kopfschmerzen
- Verwirrtheit, Angst, Unruhe
- allergische Hautreaktionen
- Magen-Darm-Beschwerden (Blähungen, Druckgefühl, Übelkeit, Durchfall)

Wie bei vielen Schlafmitteln kann auch Chloralhydrat die Entwicklung einer Toleranz bzw. einer Abhängigkeit verursachen. Die Therapie sollte aus diesem Grund maximal für die Dauer von 14 Tage fortgeführt werden.

💬 Typische Nebenwirkungen von Chloralhydrat sind Benommenheit und Schwindel, Kopfschmerzen und Magen-Darm-Beschwerden.

💬 Nehmen Sie dieses Schlafmittel bitte nicht länger als 14 Tage am Stück ein. Sonst kann es zur Gewöhnung und Abhängigkeit kommen.

Die Substanz besitzt eine enge therapeutische Breite, die letale Dosis liegt bei 6–10 g Chloralhydrat. Für empfindliche Personen kann demnach bereits eine Verdreifachung der empfohlenen Dosis tödlich enden!

Wechselwirkungen

Die gleichzeitige Einnahme von Alkohol sollte unterbleiben, da es zu einer gegenseitigen Wirkungsverstärkung der beiden zentral wirksamen Stoffe kommt.

Erhöhte Vorsicht ist geboten bei einer Kombinationstherapie mit Antikoagulanzien vom Cumarin-Typ. Im Verlauf der Behandlung kann es sowohl zu einer Steigerung als auch zu einer Abschwächung der blutgerinnungshemmenden Wirkung der Antikoagulanzien kommen.

💬 Verzichten Sie bitte auf den Genuss von Alkohol, solange Sie die Schlaftabletten einnehmen.

Kontraindikationen

Chloralhydrat ist kontraindiziert bei:
- schweren Leber- und Nierenschäden
- schweren Herzkreislauferkrankungen (v. a. Herzrhythmusstörungen mit QT-Zeit-Verlängerung, Herzinsuffizienz)

💬 Ist mit Ihrer Leber und den Nieren alles in Ordnung? Oder haben Sie eine andere Grunderkrankung?

- Störungen der Atemfunktion (Schlafapnoe!)
- Magen-Darm-Erkrankungen (Gastritis, Ösophagitis, Magen-/Darm-Ulzera)

4.8 Beratung bei der Abgabe von Melatonin

Seit April 2008 gibt es das melatoninhaltige Fertigarzneimittel Circadin® auf dem europäischen Markt. Das verschreibungspflichtige Medikament schließt eine Lücke auf dem deutschen Arzneimarkt, denn bisher konnte Melatonin nur aus dem Ausland als Nahrungsergänzungsmittel importiert werden. Die Wirksamkeit als Schlafmittel ist jedoch nach wie vor sehr umstritten.

4.8.1 Wirkungsweise

Melatonin ist ein körpereigenes Hormon, das in der Zirbeldrüse (Epiphyse) im Zwischenhirn aus Serotonin hergestellt wird. Die Melatoninproduktion unterliegt einem ausgeprägten zirkadianen Rhythmus: durch Tageslicht, das ins Auge einfällt, wird die Produktion von Melatonin unterbrochen, Dunkelheit wirkt dagegen stimulierend auf die Produktion und Ausschüttung des Hormons. Die maximale Melatoninfreisetzung findet zwischen 2 und 4 Uhr nachts statt. Über spezifische Melatonin-Rezeptoren im Nukleus suprachiasmaticus, dem Sitz der inneren Uhr, trägt Melatonin zur Steuerung des zirkadianen Rhythmus bei. Die Aktivierung von M_1-Rezeptoren durch Melatonin erhöht die Müdigkeit, Bindung von Melatonin an M_2-Rezeptoren erleichtert dem Organismus den Übergang vom Tages- in den Nachtrhythmus. Melatonin spielt demnach eine Schlüsselrolle bei der Steuerung des Schlafes bzw. des Einschlafens.

Durch Zufuhr des kurzwirksamen Melatonins in retardierter Form versucht man, fehlendes Melatonin zu ersetzen und Schlafstörungen aufgrund eines erniedrigten Melatoninspiegels abzufangen.

> Melatonin ist das Schlafhormon, das unser Körper bei fehlendem Tageslicht während der Nacht herstellt. Ein Mangel an Melatonin kann eine Ursache für Schlafstörungen sein.

> Melatonin spielt eine wichtige Rolle bei der Steuerung des Einschlafens.

4.8.2 Handelspräparat und Indikation

In Deutschland gibt es bisher nur ein Fertigpräparat mit dem Wirkstoff Melatonin in retardierter Form. Die Retardierung ist notwendig, da die Halbwertszeit von Melatonin sehr kurz ist und sonst kein ausreichender Effekt auf den Schlaf zu erwarten ist. Es gibt klinische Studien mit Melatoninrezeptor-Agonisten. Die europäische Zulassung als Schlafmittel haben diese Arzneimittel (z. B. Rozerem®; WS: Ramelteon) wegen schlechter Datenlage bisher nicht erhalten.

Als Schlafmittel bei Jetlag oder Schichtarbeit hat Circadin® keine Zulassung!

> In Deutschland ist Melatonin in retardierter Form zugelassen für die Behandlung von Schlafstörungen bei Patienten ab einem Alter von 55 Jahren. Es hat keine Zulassung für die Indikationen Jetlag und Schichtarbeit.

Tab. 4.11 Melatoninhaltiges Handelspräparat

Handelspräparat	Wirkstoff	Indikation
Circadin®	Melatonin	Zur kurzzeitigen Behandlung von Schlafstörungen bei Patienten ab 55 Jahren

4.8.3 Dosierung und Einnahmehinweise

Tab. 4.12 Dosierung und Einnahmehinweis von Melatonin

Wirkstoff	Dosierung	Einnahmehinweis
Melatonin	2 mg	1–2 Stunden vor dem Zubettgehen; nicht direkt nach einer Mahlzeit einnehmen; Durchgehende Therapie für 3 Wochen erforderlich

💬 Nehmen Sie eine Tablette Circadin® etwa 1 Stunde vor dem Zubettgehen ein. Ihre letzte Mahlzeit sollte mindestens zwei Stunden zurück liegen, sonst wirkt das Medikament nicht verlässlich.

4.8.4 Neben-, Wechselwirkungen und Kontraindikationen

Nebenwirkungen

Melatonin ist sehr gut verträglich, Fälle von Überdosierungen sind nicht bekannt.

Gelegentlich können auftreten:
- Reizbarkeit, Rastlosigkeit, Nervosität, Schlafstörungen
- Störungen der Aufmerksamkeit und der Gedächtnisleistung
- Bauchschmerzen, Obstipation und Mundtrockenheit

💬 Manche Patienten klagen unter der Therapie mit Melatonin über Nebenwirkungen in Form von verstärkter Reizbarkeit und Nervosität oder auch Magen-Darm-Beschwerden. Allgemein ist Melatonin jedoch sehr gut verträglich.

Wechselwirkungen

Melatonin wird über CYP450 metabolisiert, deshalb können Interaktionen mit anderen Arzneistoffen auftreten.

Wichtig ist die Blockade von CYP1A2 und CYP2C19 durch Fluvoxamin, wodurch der Melatoninabbau gehemmt ist. Die Kombinationstherapie mit Fluvoxamin sollte daher vermieden werden. Erhöhte Melatoninspiegel werden außerdem durch gleichzeitige Behandlung mit Cimetidin (CYP2 D-Hemmstoff) und Chinolonen (CYP1 a-Inhibitoren) provoziert.

Zigarettenrauch, Carbamazepin und Rifampecin dagegen erhöhen durch CYP1A2-Induktion den Abbau von Melatonin, so dass es zur Abschwächung der Wirkung kommt.

Alkohol vermindert die Melatoninwirkung, während andere zentralwirksame Substanzen (Benzodiazepine, Z-Substanzen etc.) und Melatonin sich in ihrer Wirkung gegenseitig verstärken.

Die Vielzahl der Wechselwirkungen macht deutlich, dass der unkritische Einsatz größerer Mengen von Melatonin z. B. als Nahrungsergänzungsmittel sehr problematisch ist.

💬 Darf ich fragen, ob Sie andere Medikamente einnehmen? Z. B. Arzneimittel gegen depressive Verstimmungen oder gegen Magenprobleme? Ich frage, weil sich die Melatonintabletten nicht mit allen anderen Medikamenten vertragen.

Kontraindikationen

Echte Kontraindikationen gegen den Einsatz von Melatonin sind nicht bekannt. Die Zulassung des Arzneimittels nur für Personen > 55 Jahren liegt am Design der Zulassungsstudien, grundsätzlich spricht nichts gegen den Einsatz von Melatonin auch im jüngeren Lebensalter.

Bei Menschen mit Autoimmunerkrankungen wird die Anwendung von Melatonin nicht empfohlen, da Melatonin auch eine Wirkung auf das Immunsystem hat und man nicht beurteilen kann, ob und in welchem Umfang dadurch die Grunderkrankung beeinflusst wird.

Wenn Sie an einer Autoimmunerkrankung wie z. B. Morbus Crohn oder Multipler Sklerose leiden, sollten Sie auf die Anwendung von Melatonin sicherheitshalber verzichten. Melatonin wirkt auch auf das Immunsystem und es lässt sich nicht abschätzen, wie weit dadurch Ihre Grunderkrankung beeinflusst wird.

5 Beratung bei Verdacht auf Schlafmittelmissbrauch bzw. -abhängigkeit

Arzneimittelabhängigkeit ist ein unterschätztes Problem in der Öffentlichkeit. In Deutschland sind ca. 1,5 Millionen Menschen von Medikamenten abhängig, an erster Stelle steht hierbei die Abhängigkeit von Benzodiazepinen.

In Deutschland sind nach Schätzungen der Hauptstelle für Suchtfragen ca. 1,5 Millionen Menschen abhängig von Arzneimittel. Besonders erschreckend an diesen Zahlen ist, dass der überwiegende Teil der Betroffenen (ca. 1,0–1,2 Millionen Menschen) an einer Benzodiazepin-Abhängigkeit leidet, während die Fallzahlen für Opioid-Abhängigkeit, Laxanzien-Abhängigkeit etc. vergleichsweise gering sind. Wenn man bedenkt, dass täglich mehr als 4 Millionen Menschen eine öffentliche Apotheke besuchen, so wird klar, welch hohen Beitrag die Apotheke vor Ort bei der Suchtprävention sowie bei der Aufklärung bzgl. Arzneimittelmissbrauch und Medikamentenabhängigkeit leisten kann – wenn das Thema im HV auch angesprochen wird.

5.1 Abgrenzung zwischen Arzneimittelmissbrauch und -abhängigkeit

Es muss zwischen einem Arzneimittelmissbrauch und einer Arzneimittelabhängigkeit unterschieden werden. Dies ist nicht das Gleiche.

Arzneimittelmissbrauch und Arzneimittelabhängigkeit sind nicht das Gleiche: ein Missbrauch kommt im Unterschied zur Abhängigkeit auch bei Arzneistoffen ohne psychotrope Wirkung vor! Einer echten Abhängigkeit von psychotropen Arzneistoffen geht aber in der Regel immer ein Missbrauch voraus.

Definition: Arzneimittelmissbrauch

Die EG-Richtlinie über Humanarzneimittel definiert Arzneimittelmissbrauch als
- absichtliche,
- dauerhafte oder sporadische,
- übermäßige Verwendung eines Arzneimittels,
- mit körperlichen oder psychischen Schäden als Folge.

Auch die Anwendung eines Arzneimittels ohne medizinische Indikation gilt als anerkanntes Kriterium für Arzneimittelmissbrauch.

Definition: Arzneimittelabhängigkeit

Eine Abhängigkeit von psychotropen Stoffen liegt gemäß ICD-10 (Internationale Klassifikation der Krankheiten, 10. Revision) dann vor, wenn innerhalb eines Jahres drei oder mehr der folgenden Symptome aufgetreten sind:

- Starker Wunsch/Zwang, den psychotropen Stoff zu konsumieren.
- Verminderte Kontrolle im Umgang mit dem Stoff.
- Körperliche Entzugssymptome beim Absetzen des Stoffes.
- Toleranzentwicklung.
- Anhaltende Vernachlässigung sozialer und beruflicher Aktivitäten.
- Fortgesetzter Gebrauch, obwohl dem Konsumenten klar ist, dass er sich damit schädigt.

CAVE: Eine Toleranzentwicklung mit Dosissteigerung ist keine zwingende Voraussetzung für eine Arzneimittelabhängigkeit! Eine Abhängigkeit kann auch bereits in niedrigen Dosierungen auftreten!

5.2 Anhaltspunkte für Arzneimittelmissbrauch und –abhängigkeit

Hinweise auf einen missbräuchlichen Einsatz von Arzneimitteln können folgende Umstände sein:

- Häufige Nachfrage nach dem Arzneimittel, wiederholter Wunsch nach Großpackungen.
- Hinweise auf die Beschaffung des Arzneimittels in mehreren Apotheken.
- Verordnung eines problematischen Arzneimittels (Benzodiazepine!) auf Privatrezept, evtl. durch verschiedene Ärzte.
- Manipulationen / Rezeptfälschungen.
- Tricks bei der Medikamentenbeschaffung (»Ich habe mein Rezept verloren, und mein Arzt ist im Urlaub…«).

Erhärtet sich der Verdacht auf einen missbräuchlichen Einsatz des Arzneimittels, so sollte dem Patienten die Vermutung sachlich, aber mit viel Fingerspitzengefühl nahe gebracht werden.

> Auf einen missbräuchlichen Einsatz von Arzneimitteln gibt es in der Regel einige Hinweise.

5.3   Maßnahmen des Apothekers bei erwiesenem Arzneimittelmissbrauch

👉 Wir als Apothekenpersonal sind dazu verpflichtet einem erkennbaren Arzneimittelmissbrauch entgegen zu treten.

Gemäß Paragraph 17 Absatz 8 der Apothekenbetriebsordnung (ApBetrO) ist das pharmazeutische Personal dazu verpflichtet, einem »erkennbaren Arzneimittelmissbrauch in geeigneter Weise entgegenzutreten«. Bei begründetem Verdacht auf Missbrauch ist die Abgabe des Arzneimittels sogar zu verweigern. Was man unter den »geeigneten Maßnahmen« zu verstehen hat, ist jedoch nicht näher erläutert.

👉 Hierbei unterstützt uns die Bundesapothekerkammer mit einem Leitfaden zum Thema »Medikamente: Abhängigkeit und Missbrauch«.

Hilfe bietet hier der »Leitfaden für die apothekerliche Praxis« der Bundesapothekerkammer zum Thema »Medikamente: Abhängigkeit und Missbrauch« (Mai 2008). An erster Stelle wird hier die Information aller Beteiligten angeführt. Bei verschreibungspflichtigen Arzneimitteln sollte die Apotheke Rücksprache mit dem verordnenden Arzt halten. Bei freiverkäuflichen Medikamenten ist eine Beratung und Aufklärung des Patienten im Hinblick auf die Arzneimittelsicherheit notwendig, wie sie nach § 20 Absatz 1 der ApBetrO vorgeschrieben ist. Dem Patienten müssen die Risiken des schädlichen Gebrauchs sowie die möglichen medikamentösen und nichtmedikamentösen Alternativen aufgezeigt werden.

Wenn im Einzelfall zu befürchten ist, dass das verlangte oder verordnete Medikament nicht bestimmungsgemäß, sondern mit gesundheitsgefährdenden Folgen angewandt wird, kann die Abgabe des Arzneimittels auch verweigert werden. Die Nichtabgabe sollte in diesem Fall jedoch immer nachvollziehbar begründet werden und von einer Beratung begleitet werden.

👉 Missbrauchsfälle müssen wir in der Apotheke dokumentieren und ggf. anonymisiert an die Arzneimittelkommission der Deutschen Apotheker weiterleiten. Dies dient zur Erfassung eines Missbrauchs- bzw. Abhängigkeitspotenzial eines Medikaments.

Weiterhin besteht für die Apotheke die Pflicht zur Dokumentation von Missbrauchsfällen: nach § 21 der ApBetrO muss sichergestellt werden, dass der Apothekenleiter über Fälle von Arzneimittelmissbrauch unverzüglich informiert wird. Der Apothekenleiter muss daraufhin prüfen, ob weitere Maßnahmen getroffen werden müssen. Hierzu zählt z. B. auch die anonymisierte Meldung über den Arzneimittelmissbrauch an die Arzneimittelkommission der Deutschen Apotheker (AMK). Ein entsprechender Berichtsbogen lässt sich im Internet unter www.abda-amk.de abrufen. Die AMK prüft entsprechende Meldungen und leitet sie an die zuständige Behörde weiter, so dass das Missbrauchs- bzw. Abhängigkeitspotenzial eines Medikamentes erfasst werden kann und eventuell weitere Maßnahmen eingeleitet werden können.

Dem Patienten sollte die Apotheke jedoch vor allem Hilfestellung zur Bekämpfung seiner Arzneimittelabhängigkeit geben. Erste Anlaufstelle für die Betroffenen ist sicherlich der Hausarzt, der für diese spezielle Problematik aber oft der falsche Ansprechpartner ist. Deshalb kann es sinnvoll sein, in der Apotheke die Kontaktdaten zu Beratungsstellen und Selbsthilfegruppen bei Suchterkrankungen bzw. die Adresse eines Arztes mit suchtmedizinischer Qualifikation bereit zu halten. Auch Patientenbroschüren zum Thema Arzneimittelmissbrauch lassen sich hier sinnvoll einsetzen.

Anlaufstellen bei Suchtfragen

- Deutsche Hauptstelle für Suchtfragen: www.dhs.de
- Bundeszentrale für gesundheitliche Aufklärung: www.bzga.de
- Nationale Kontakt- und Informationsstelle zur Anregung und Unterstützung von Selbsthilfegruppen (NAKOS): www.nakos.de

5.4 Unterstützung beim ambulanten Entzug bei Arzneimittelabhängigkeit

Wie bereits bei den einzelnen Wirkstoffen beschrieben, zeigen die typischen Schlafmittel (Benzodiazepine, Z-Substanzen, H_1-Antihistaminika) ein mehr oder weniger stark ausgeprägtes Abhängigkeitspotenzial. Eine Entwöhnung von diesen Arzneimitteln sollte jedoch in jedem Fall versucht werden, da die Lebensqualität für die Betroffenen nachweislich steigt.

🗩 Die Entwöhnung von Schlafmitteln – auch nach mehrjähriger Therapiedauer – führt immer zu einem deutlichen Gewinn an Lebensqualität.

Wichtig!

Eine Dosisreduktion darf immer **nur in Absprache mit dem behandelnden Arzt** vorgeschlagen werden, der Pharmazeut darf dies niemals eigenmächtig anordnen.

Anerkannte Regeln beim Ausschleichen der Therapie sind:
- wöchentliche Dosisreduktion um ¼ - ½, angepasst an die persönliche Situation des Patienten
- langsame Entwöhnung, über Wochen bis Monate
- evtl. zeitgleiche Behandlung mit hochdosiertem Baldrian zum Abfangen des Auftretens erneuter Schlafstörungen bei der Entwöhnung von Schlafmitteln

🗩 Wichtig ist eine langsame Entwöhnung über Wochen bzw. Monate. Sprechen Sie mit Ihrem Arzt über einen genauen Ablauf der Dosisreduktion.

Vorschlag zur Entwöhnung

Tab. 5.1 Vorschlag für ein Dosierschema zur Entwöhnung von Medikamenten

Woche	Dosis	Dosis	Dosis	Dosis	Dosis	Dosis	Dosis
1	1	¾	1	¾	1	¾	1
2	¾	¾	¾	¾	¾	¾	¾
3	¾	½	¾	½	¾	½	¾
4	½	½	½	½	½	½	½
5	½		½		½		½
6							
7			–		–		–
8			–		–		–
9	…	…	…	…	…	…	…

🔲 So sieht ein Beispiel für ein Dosierschema zur Entwöhnung von Medikamenten aus. Der Arzt erstellt einen für Ihre Situation individuellen Plan.

🔲 Für die Entwöhnung von Schlafmitteln braucht man einen langen Atem – aber die Mühe lohnt sich.

Je nachdem, wie stark der Patient unter Entzugssymptomen leidet, kann es notwendig sein, die Dosis sehr viel langsamer zu reduzieren. Beim ambulanten Entzug ist die Erfahrung des Arztes gefragt, aber vor allem auch viel Geduld und Ausdauer vom Patienten erforderlich. Das pharmazeutische Personal kann hier unterstützend und motivierend mitwirken.

5.5 Gesprächsführung bei Verdacht auf Schlafmittelmissbrauch

🔲 Hier sind Ihre Schlaftabletten. Darf ich fragen, wie zufrieden Sie mit der Wirkung dieses Schlafmittels sind?

Das Thema Arzneimittelmissbrauch bzw. Schlafmittelmissbrauch im Beratungsgespräch anzuschneiden, ist immer sehr schwierig. Trotzdem sollten wir den Versuch wagen, denn den meisten Patienten ist nicht klar, dass sie sich in einer Medikamentenabhängigkeit befinden. Sinnvoll ist es, ein Gespräch unter vier Augen zu suchen (→Beratungsecke). Vorwürfe oder den erhobenen Zeigefinger sollte man in solch einem Gespräch strikt vermeiden. Als Gesprächseinstieg kann man z. B. den Hinweis auf Folgeschäden oder die Nachfrage, ob der Patient mit der Wirkung des Schlafmittels noch zufrieden ist, nutzen.

Das folgende Beratungsgespräch soll illustrieren, wie dieses schwierige Thema im Gespräch thematisiert werden kann und welche Hilfe dem Patienten angeboten werden kann.

Stammkundin Frau Meier, Mitte 60, kommt mit Privatrezept über 2 x 20 Tabletten Remestan® in die Apotheke.

Apothekerin: Guten Tag, Frau Meier! Wie kann ich Ihnen denn heute helfen?

Frau Meier: Grüß Gott! Ich möchte dieses Rezept hier einlösen.

Apothekerin: Ach ja, das ist wieder ein Rezept über Ihre Schlaftabletten. Wie lange nehmen Sie diese Tabletten denn jetzt eigentlich schon?

> ❯ Frage nach der Anwendungsdauer

Frau Meier: Ach, die Tabletten nehme ich doch seitdem mein Mann gestorben ist, das ist jetzt ja schon drei Monate her... ich konnte damals doch überhaupt nicht mehr schlafen...

Apothekerin: Stimmt, damals ging es Ihnen ja wirklich nicht gut. Haben Sie denn seitdem trotzdem einmal versucht, ohne diese Tabletten zu Bett zu gehen?

Frau Meier: Ja, das habe ich tatsächlich, mein Sohn hat nämlich gemeint, das wäre auf die Dauer nicht so gut mit diesen Tabletten... Ich habe auch das Gefühl, dass ich viel unsicherer auf den Beinen bin als früher. Wenn ich nachts mal raus muss, dann ist mir immer so schwindelig. Aber wenn ich abends keine Schlaftablette einnehme, dann liege ich die ganze Nacht wach und bin nervös und zitterig...

> ❯ Nebenwirkungen: Schwindel, Gangunsicherheit, Entzugssymptome beim Auslassen einer Dosis

Apothekerin: Tja, das sind typische Probleme bei dieser Art von Schlafmitteln. Der Körper gewöhnt sich innerhalb von wenigen Wochen an den Arzneistoff und zeigt dann Entzugserscheinungen, wenn das Medikament nicht eingenommen wird. Man spricht von einer Niedrigdosisabhängigkeit. Aber dieses Problem kann gelöst werden. Wenn Sie möchten telefoniere ich gleich einmal mit Ihrem Arzt, welche Möglichkeiten wir für Sie haben.

> ❯ Aufklärung: Niedrigdosisabhängigkeit, Angebot zur Hilfe

Frau Meier: Oje, das ist ja schlimm... Muss ich mir jetzt Sorgen machen???

Apothekerin: Nein, es besteht kein Grund zur Verzweiflung. Diese Schlafmittel sind leider nicht ganz unproblematisch im Gebrauch, aber zusammen mit Ihrem Arzt schaffen Sie die Entwöhnung von diesen Schlaftabletten. Das geht zwar nicht innerhalb von zwei Tagen, aber es lohnt sich: Sie werden überrascht sein, wie fit Sie dann wieder in den Tag starten können und dass Sie auch ohne Schlafmittel wieder gut schlafen können. Soll ich kurz mit dem Arzt telefonieren?

> ❯ Motivation für die Entwöhnung: erhöhte Leistungsfähigkeit, erholsamer Schlaf auch ohne Medikation

Frau Meier: Ja, wenn Sie das machen würden...

Apothekerin: Aber gerne, nehmen Sie doch gerade hier in unserem Beratungseck Platz, ich komme gleich wieder zu Ihnen.

...Telefonat mit dem Arzt, Besprechung der Sachlage, Therapievorschlag zur Entwöhnung...

▷ Nach Rücksprache mit dem Arzt: Vorschlag für ein Schema zur Dosisreduktion, evtl. zu Beginn Baldrian zur Unterstützung

Apothekerin: So, hier bin ich wieder, Frau Meier. Der Herr Doktor war auch ein bisschen erschrocken, dass Sie die Tabletten schon so lange einnehmen, das ist ihm einfach nicht aufgefallen bei dem Stress in der Praxis. Folgendes Therapieschema habe ich mit ihm ausgemacht, so dass Sie ihren Körper wieder langsam von den Tabletten entwöhnen… Außerdem hat Ihr Hausarzt vorgeschlagen, dass Sie zeitgleich mit hoch dosierten Baldriantabletten anfangen sollen. Dadurch fällt Ihnen die Entwöhnung von den Schlaftabletten leichter und sie können trotzdem gut schlafen. Wollen Sie das so versuchen?

Frau Meier: Ja, ich kann es ja mal probieren. Sie wissen ja, dass ich eigentlich sowieso nicht so gerne Medikamente einnehme, und wenn ich dadurch vielleicht wieder ohne die Tabletten zu Recht komme… Können Sie mir das Einnahmeschema noch genau aufschreiben?

Apothekerin: Aber natürlich, ich habe es hier schon für Sie vorbereitet. Ich bin zuversichtlich, dass Sie das schaffen, und Sie werden überrascht sein, wie viel aktiver und zufriedener Sie bald wieder am Leben teilnehmen. Denn die Schlaftabletten haben Sie in viel mehr Lebensbereichen gebremst, als Ihnen das selbst bewusst war. Und wenn Sie Probleme mit der Umstellung haben, dann scheuen Sie sich bitte nicht, zu mir zu kommen. Wir finden dann sicher zusammen einen Weg.

▷ Angebot zur erneuten Rücksprache bei Problemen während der Entwöhnungsphase

Frau Meier: Das ist sehr nett von Ihnen. Was muss ich denn nun bezahlen für diese Baldriantabletten und meine Remestan® Tabletten?

Apothekerin: Das sind zusammen … €. Ich gebe Ihnen außerdem noch diese Broschüre zum Thema Gewöhnung an Schlafmittel mit. Dort können Sie alles zu diesem Thema noch einmal in Ruhe nachlesen und sehen, dass Sie nicht alleine von diesem Problem betroffen sind.

▷ z. B. Broschüre: Immer mit der Ruhe…Nutzen und Risiken von Schlaf- und Beruhigungsmitteln, herausgegeben und zu beziehen über die DHS (Deutsche Hauptstelle für Suchtfragen e. V.) oder dem BKK-Bundesverband

Frau Meier: Ja dann, vielen Dank für Ihre Hilfe! Ich werde Ihnen berichten, wie ich vorankomme. Auf Wiedersehen!

Apothekerin: Danke, Frau Meier. Ich wünsche Ihnen alles Gute und eine schöne Woche. Auf Wiedersehen!

6 Beratung bei der Abgabe von rezeptpflichtigen Arzneimitteln bei schlafassoziierten Erkrankungen

In diesem Kapitel sollen verschreibungspflichtige Arzneimittel besprochen werden, die im weiteren Sinne für eine gesunden Schlaf bzw. eine verminderte Tagesmüdigkeit sorgen. Es handelt sich hierbei nicht um Schlafmittel im eigentlichen Sinne, sondern um Medikamente zur Behandlung von Grunderkrankungen, die den Schlaf stören bzw. um Arzneistoffe, die eine erhöhte Tagesmüdigkeit vermindern helfen. Typische Indikationen für diese Arzneimittel sind das Restless-Legs-Syndrom sowie Narkolepsie. Da diese beiden Erkrankungen im Apothekenalltag durchaus eine Rolle spielen, sollen die Arzneistoffe hier vorgestellt werden.

6.1 Beratung bei der Abgabe von Levodopa/ Benserazid

Levodopa in Kombination mit dem Dopa-Decarboxylasehemmer Benserazid wird hauptsächlich zur Therapie von Morbus Parkinson eingesetzt. Man weiß inzwischen jedoch, dass die Bewegungsstörungen beim Restless-Legs-Syndrom ebenfalls auf einer Störung des Dopaminhaushaltes beruhen. Deshalb liegt der Einsatz von Levodopa bzw. von Dopaminagonisten wie Pramipexol oder Ropinirol nahe. Oft kommt es zu einer deutlichen Besserung der Symptome, Bewegungsdrang und Missempfindungen in den Beinen lassen nach. Eine Heilung des Restless-Legs-Syndroms ist bisher jedoch nicht möglich.

6.1.1 Wirkungsweise

Die genaue Pathophysiologie des RLS ist bisher nicht bekannt. Man geht aber auf Grund der guten therapeutischen Erfolge beim Einsatz von dopaminergen Wirkstoffen von einem Dopaminmangel im Gehirn aus, der die Beschwerden zumindest mit verursacht.

Der Dopaminmangel im ZNS kann durch Zufuhr von reinem Dopamin nicht ausgeglichen werden, da Dopamin die Blut-Hirn-Schranke nicht überwinden kann. Deshalb wird Levodopa als Prodrug eingesetzt. Levodopa wird über einen aktiven Transporter ins Gehirn geschleust und dort durch die Dopa-Decarboxylase in die eigentliche Wirkform Dopamin umgewandelt. Der Decarboxylase-Hemmstoff Benserazid muss in Kombination gegeben werden, da

Ähnlich wie bei Morbus Parkinson herrscht auch beim Restless-Legs-Syndrom ein Mangel an Dopamin im Gehirn. Deshalb führen Arzneimittel mit Dopaminwirkung, wie sie zur Parkinsontherapie verwendet werden, oft auch zu einer Besserung der Beschwerden des Restless-Legs-Syndroms.

es auch in der Peripherie des Körpers Decarboxylasen gibt, die Levodopa sonst vorzeitig zu Dopamin abbauen würden. Durch die erzwungene kombinierte Gabe von Levodopa mit einem Decarboxylase-Hemmstoff lässt sich die für eine ZNS-Wirkung erforderliche Dosis auf ein Fünftel senken. Als Folge dieser Dosisreduktion steigt die Verträglichkeit der Medikation deutlich.

6.1.2 Handelspräparate und Indikationen

Tab. 6.1 Levodopa/Benserazid: Handelspräparate

Handelspräparat	Wirkstoffkombination	Indikation
Restex® Tabletten, Restex® Retardkapseln	Levodopa/Benserazid 100/25	Morbus Parkinson
		Restless-Legs-Syndrom

Zur Behandlung von Morbus Parkinson und dem Restless-Legs-Syndrom gibt es das Arzneimittel Restex® auf dem Markt.

Die Retardkapseln enthalten die gleiche Wirkstoffdosierung wie die Tabletten, sorgen aber für eine verzögerte Wirkstofffreisetzung mit verlängerter Wirkung.

6.1.3 Dosierung und Einnahmehinweise

Tab. 6.2 Levodopa/Benserazid: Dosierung und Einnahmehinweis

Indikation	Präparat	Dosierung Levodopa/ Benserazid (mg)	Einnahme- hinweis
Einschlafstörungen durch RLS	Restex® Tbl.	1–2 Tbl. (= 100/25 – 200/50)	Einnahme 1 Stunde vor dem Schlafengehen mit etwas Flüssigkeit und Gebäck; Proteinreiche Nahrung zur Einnahme vermeiden!
Ein- und Durchschlafstörungen durch RLS	Restex® Tbl. + Restex® Retardkps.	1 Tbl. +1–2 Retardkps. (200/50 – 300/75)	

Nehmen Sie das Arzneimittel bitte 1 Stunde vor dem Schlafengehen ein, und zwar mit etwas Flüssigkeit und Gebäck. Dadurch wird die Wirkung des Medikaments erhöht.

Eiweißreiche Nahrung wie z. B. Joghurt oder Quark schwächt die Wirkung dieses Medikamentes ab. Vermeiden Sie bitte eine gleichzeitige Einnahme.

Die optimale Dosierung hängt vom Schweregrad des Restless-Legs-Syndroms ab. Die individuelle Dosierung sollte durch langsame Dosissteigerung gefunden werden.

6.1.4 Neben-, Wechselwirkungen und Kontraindikationen

Nebenwirkungen

Insgesamt wird Levodopa in Kombination mit Benserazid sehr gut vertragen, Nebenwirkung treten nur sehr selten auf.

Zu Therapiebeginn kommt es oft zu gastrointestinalen Beschwerden mit Übelkeit, Erbrechen, Geschmacksstörungen und Appetitmangel. Durch Einnahme der Medikamente mit etwas Flüssigkeit und Nahrung (kein Eiweiß!) sowie einer einschleichenden Dosissteigerung lassen sich diese anfänglichen Nebenwirkungen gut abfangen.

Völlig ungefährlich, aber für die Patienten evtl. irritierend ist eine rötliche Verfärbung des Urins. Dies liegt an der renalen Ausscheidung der Arzneistoffe.

> Zu Beginn der Therapie klagen viele Patienten über Übelkeit und Erbrechen. Die lässt sich abschwächen, indem Sie die Tabletten mit Flüssigkeit zu einer Hauptmahlzeit einnehmen. Diese Mahlzeit sollte möglichst wenig Eiweiß enthalten.

> Erschrecken Sie nicht, falls sich Ihr Urin rötlich verfärbt. Das liegt an dem Arzneistoff, der über den Harn ausgeschieden wird und ist völlig ungefährlich.

Wechselwirkungen

Proteinreiche Nahrung hemmt die Resorption von Levodopa aus dem Magen-Darm-Trakt. Eine gleichzeitige Einnahme sollte daher unterbleiben.

Die gleichzeitige Medikation mit Metoclopramid führt zu einer beschleunigten Resorption von Levodopa.

Reserpin, Opioide und verschiedene Neuroleptika schwächen die Wirkung von Levodopa ab.

Eine Komedikation von Levodopa mit Sympathomimetika oder Blutdruckmitteln führt zu einer gesteigerten Wirkung dieser Medikamente. Eine genaue Therapiebegleitung (Blutdruckkontrolle!) und gegebenenfalls eine Dosisreduktion sind zwingend erforderlich.

Kontraindikationen

Kontraindikationen für die Behandlung mit Levodopa/Benserazid bestehen in folgenden Grunderkrankungen:
- Schwere Herz-, Leber-, Nieren- und Schilddrüsenerkrankungen
- Psychosen
- Engwinkelglaukom

Auch eine Therapie mit Reserpin oder nicht-selektiven MAO-Hemmern (Tranylcypromin) verbietet den Einsatz von Levodopa/Benserazid. Es besteht ein erhöhtes Risiko für hypertensive Krisen.

> Darf ich fragen, ob Sie an einer zusätzlichen Erkrankung leiden? Ist z. B. mit der Schilddrüse und mit dem Herzen alles in Ordnung? Oder müssen Sie bestimmte Augentropfen anwenden? Ich frage nur, um sicher zu gehen, dass Sie das Medikament gut vertragen.

6.2   Beratung bei der Abgabe von Pramipexol

Der Dopaminagonist Pramipexol wurde im April 2006 von der EMEA zur Therapie des Restless-Legs-Syndroms zugelassen.

6.2.1 Wirkungsweise

💬 Der Wirkstoff wirkt sich positiv auf die Symptome von RLS aus. Warum dies so ist, kann man aber noch nicht genau sagen.

Pramipexol bindet als selektiver Dopaminrezeptor-Agonist an Dopaminrezeptoren vom Typ D_3. Warum sich dies positiv auf die Symptomatik von RLS auswirkt, ist bisher unklar, da man noch zu wenig über die Pathophysiologie des Restless-Legs-Syndroms weiß.

6.2.2 Handelspräparate und Indikationen

Tab. 6.3 Pramipexol: Handelspräparate

💬 Mit dem Wirkstoff Pramipexol gibt es das Arzneimittel Sifrol® auf dem Markt.

Handelspräparat	Wirkstoff	Indikation
Sifrol® 0,18 mg Tabl.	Pramipexol	Morbus Parkinson
		Mittelgradiges bis schweres Restless-Legs-Syndrom

6.2.3 Dosierung und Einnahmehinweise

Tab. 6.4 Pramipexol: Dosierung und Einnahmehinweis

💬 Bitte nehmen Sie das Medikament immer 2–3 Stunden vor dem Schlafengehen ein, dann hat der Arzneistoff genügend Zeit, um seine Wirkung zu entfalten, bis Sie zu Bett gehen.

Wirkstoff	Dosierung Pramipexol-Base (mg)	Dosierung Pramipexol-Salz (mg)	Einnahmehinweis
Pramipexol	0,088 – 0,54	0,125 – 0,75	Einnahme abends, etwa 2–3 Stunden vor dem Schlafengehen; Die Einnahme kann unabhängig von den Mahlzeiten erfolgen

Die Therapie sollte einschleichend mit 0,088 mg Pramipexol-Base begonnen werden, das entspricht ½ Tablette Sifrol® 0,18 mg. Bei unzureichender Wirkung kann die Dosierung alle 4–7 Tage auf bis zu 3 Tabletten Sifrol® 0,18 mg erhöht werden, das entspricht dann einer Maximaldosierung von 0,54 mg Pramipexol-Base. Alle drei Monate sollte die Therapie überprüft werden. Beim abrupten Absetzen der Behandlung können unter Umständen Rebound-Phänomene auftreten, deshalb sollten die Tabletten ausschleichend abgesetzt werden.

6.2.4 Neben-, Wechselwirkungen und Kontraindikationen

Nebenwirkungen

Die häufigsten Nebenwirkungen unter der Therapie mit Pramipexol sind Übelkeit, Kopfschmerzen, Schwindel und Müdigkeit. Diese Beschwerden sind vor allem zu Therapiebeginn sehr belastend für die Patienten.

Außerdem kann es unter der Behandlung zu einer erhöhten Tagesmüdigkeit verbunden mit plötzlichem Einschlafen kommen. Aus Sicherheitsgründen sollte deshalb während der Therapie mit Pramipexol kein Fahrzeug geführt werden und vom Bedienen gefährlicher Maschinen Abstand genommen werden.

Nicht abschätzbar ist derzeit das Risiko für die Entstehung einer gefürchteten Komplikation unter einer Langzeittherapie mit Pramipexol: die Augmentation. Unter Augmentation versteht man die zeitliche Verschiebung des Auftretens der Beschwerden auf den Nachmittag bzw. frühen Abend, eine allgemeine Verstärkung der Symptome und evtl. sogar eine Ausbreitung der Beschwerden auf die Arme. Kommt es zu dieser Komplikation, bleibt in der Regel nur die Umstellung auf eine Therapie mit Opiaten als Behandlungsoption.

> 🗨 Viele Patienten leiden vor allem zu Therapiebeginn unter Übelkeit, Kopfschmerzen und Müdigkeit. Vor allem die erhöhte Tagesmüdigkeit ist für die Patienten sehr belastend. Aus Sicherheitsgründen sollten Sie kein Auto fahren, bis Sie wissen, wie Sie das Medikament vertragen.

Wechselwirkungen

Die gleichzeitige Behandlung mit Schlafmitteln, Opiaten, Antiepileptika und Alkohol sollte vermieden werden, da sich die zentral dämpfenden Wirkungen gegenseitig verstärken.

Durch eine Kombination von Pramipexol und Neuroleptika wird die Wirkung des Dopamin-Agonisten deutlich abgeschwächt, die Symptome des RLS verschlechtern sich.

Pramipexol wird hauptsächlich über die Niere ausgeschieden. Arzneistoffe, wie Cimetidin oder Amantadin, die die tubuläre Sekretion in der Niere beeinflussen, können die Clearance von Pramipexol massiv erniedrigen. Eine Dosisreduzierung von Pramipexol ist daher oft notwendig.

> 🗨 Nehmen Sie noch andere Arzneimittel ein, z. B. starke Schmerzmittel oder Schlafmittel? Ich frage, weil sich der Arzneistoff nicht mit allen anderen Medikamenten verträgt.

Kontraindikationen

Echte Kontraindikationen sind Schwangerschaft, Stillzeit und Überempfindlichkeiten gegenüber den Wirk- und Hilfsstoffen.

Eine genaue Nutzen-Risiko-Abwägung sollte erfolgen bei Patienten mit psychotischen Störungen, schweren kardiovaskulären Erkrankungen und beeinträchtigter Nierenfunktion.

> 🗨 In der Schwangerschaft und der Stillzeit darf das Medikament nicht angewendet werden.

6.3　Beratung bei der Abgabe von Ropinirol

Ropinirol, ebenfalls ein Dopaminagonist, wurde fast zeitgleich wie Pramipexol im April 2006 von der EMEA zur Therapie des Restless-Legs-Syndroms zugelassen.

6.3.1　Wirkungsweise

Ähnlich wie Pramipexol ist auch Ropinirol ein Dopaminagonist, wobei der Arzneistoff jedoch stärker an D_2-Rezeptoren bindet als an D_3-Rezeptoren. Wie dieser Wirkangriff die Symptomatik des RLS genau verbessert, ist bisher unklar.

💬 Der Wirkstoff Ropinirol wirkt ähnlich wie Pramipexol, dem Wirkstoff aus dem Arzneimittel Sifrol®. Auch hier ist die genaue Wirkung bisher unklar.

6.3.2　Handelspräparate und Indikationen

Tab. 6.5 Ropinirol: Handelspräparat

Handelspräparat	Wirkstoff	Indikation
Adartrel® Filmtabletten	Ropinirol	Mittelschweres bis schweres RLS

6.3.3　Dosierung und Einnahmehinweise

Tab. 6.6 Dosierung und Einnahmehinweise von Ropinirol

Wirkstoff	Dosierung (mg)	Einnahmehinweis
Ropinirol	Ø 2,0 Individuelle Einstellung der Dosis in Schritten von 0,25–0,5 auf bis zu 4,0 erforderlich!	Einnahme kurz vor dem Schlafengehen; Bei gastrointestinalen Nebenwirkungen: bis zu 3 Stunden vor dem Schlafengehen zu einer Mahlzeit einnehmen

💬 Dieses Arzneimittel wird einschleichend dosiert, d. h. schrittweise in der Dosierung erhöht, um die Nebenwirkungen möglichst gering zu halten. Deshalb ist es sehr wichtig, dass Sie sich genau an den Dosierplan Ihres Arztes halten.

Die langsame, einschleichende Dosissteigerung ist notwendig, um schwere Nebenwirkungen zu vermeiden. Die volle Wirksamkeit des Arzneistoffes ist deshalb erst nach einigen Tagen bis Wochen erreicht.

6.3.4 Neben-, Wechselwirkungen und Kontraindikationen

Nebenwirkungen

Nebenwirkungen treten besonders zu Behandlungsbeginn oder bei Dosissteigerung auf, sie sind im Allgemeinen aber nur leicht bis mäßig stark ausgebildet und führen meist nicht zum Therapieabbruch.

Bei ca. 30 % der Patienten kommt es zu Übelkeit unter der Behandlung. Diese Nebenwirkung lässt sich durch die Tabletteneinnahme während einer Mahlzeit abfangen.

Häufige Nebenwirkungen der Medikation sind weiterhin Nervosität, Schwindel, Müdigkeit und erhöhte Schläfrigkeit.

> 🗨 Viele Patienten leiden während der Therapie an Übelkeit. Nehmen Sie die Tabletten deshalb während einer Mahlzeit ein, dann steigt die Verträglichkeit.

Wechselwirkungen

Ropinirol wird in der Leber über CYP1A2 metabolisiert. Eine gleichzeitige Behandlung mit Hemmstoffen dieses Isoenzyms führt zu deutlich erhöhten Wirkspiegeln für Ropinirol. Deshalb sollte die Ropinirol-Dosis entsprechend angepasst werden, wenn eine Behandlung mit wichtigen Hemmstoffen wie Ciprofloxacin, Enoxacin oder Fluvoxamin unvermeidbar ist. Auch bei Rauchern und bei Frauen, die eine Östrogentherapie erhalten, ist meist die Dosisanpassung erforderlich.

Eine gleichzeitige Behandlung mit Neuroleptika, Metoclopramid oder Sulpirid schwächt die Wirkung von Ropinirol dagegen ab. Eine Kombinationstherapie sollte daher unterbleiben.

> 🗨 Nehmen Sie noch andere Medikamente ein? Das Arzneimittel verträgt sich nämlich nicht mit allen anderen Arzneistoffen.

Kontraindikationen

Kontraindikationen für eine Therapie mit Ropinirol stellen schwere Leber- und Nierenfunktionsstörungen dar.

Bei Patienten mit schwerwiegenden psychotischen Erkrankungen, schweren kardiovaskulären Vorerkrankungen (Koronarinsuffizienz) sowie verschiedenen, aber sehr seltenen Stoffwechselerkrankungen (Galactose-Intoleranz, Lactase-Mangel, Glucose-Galactose-Malabsorption) sollte die Therapie mit Ropinirol vorsichtshalber vermieden werden.

> 🗨 Ist mit Ihrer Leber und den Nieren alles in Ordnung? Ich frage nur, weil man bei entsprechenden Vorerkrankungen mit diesem Arzneimittel vorsichtig sein muss.

6.4 Beratung bei der Abgabe von Modafinil

Modafinil ist ein relativ neuer Arzneistoff, der bei chronischer Tagesschläfrigkeit eingesetzt wird. Die Ursache für die erhöhte Tagesmüdigkeit ist hierbei zweitrangig, der Arzneistoff kann bei unterschiedlichen Grunderkrankungen eingesetzt werden:

— »Schichtarbeiter-Syndrom«: exzessive Schläfrigkeit und/oder Schlafstörungen während der Ruhezeiten sowie andere gesundheitliche Probleme durch das anhaltende Arbeiten gegen die innere Uhr
— Obstruktiver Schlafapnoe

> 🗨 Modafinil ist das Mittel der 1. Wahl für die Behandlung chronischer Tagesschläfrigkeit.

— Narkolepsie
— Tagesmüdigkeit durch neurologische Erkrankungen wie Multiple Sklerose, Morbus Parkinson, Depressionen

Die Folgen einer erhöhten Tagesschläfrigkeit sind vielfältig und werden oft unterschätzt. Sie reichen vom Einschlafen in unpassenden Situationen während der Arbeit oder im Gespräch über die verminderte Konzentrations- und Leistungsfähigkeit im Alltag bis hin zum erhöhten Unfall- und Verletzungsrisiko, z. B. durch Einschlafen am Steuer (»Sekundenschlaf«).

Modafinil gilt heute als Mittel der 1.Wahl für die Behandlung chronischer Tagesschläfrigkeit.

6.4.1   Wirkungsweise

Modafinil wirkt im Schlaf-Wachzentrum im Gehirn und steigert dadurch die Wachheit: Leistungsfähigkeit und Konzentrationsfähigkeit nehmen zu, die Tagesschläfrigkeit geht zurück.

Der genaue Wirkmechanismus von Modafinil ist bisher nicht geklärt. Modafinil scheint gezielt im Schlaf-Wachzentrum des Gehirns einzugreifen und dadurch den Grad der Wachheit zu erhöhen. Als Folge geht die massive Tagesschläfrigkeit zurück. Gleichzeitig steigen Leistungsfähigkeit, Konzentrationsfähigkeit und Gedächtnisleistung deutlich an. Anders als klassische Stimulanzien wie Ephedrin oder Methylphenidat hat die Substanz jedoch kein Abhängigkeits- und Missbrauchspotenzial, es kommt zu keiner allgemeinen Stimulierung des Zentralnervensystems.

6.4.2   Handelspräparate und Indikationen

Tab. 6.7 Modafinilhaltiges Handelspräparat und Indikation

Handelspräparat	Wirkstoff	Indikation
Vigil®100 mg Tabletten	Modafinil	Narkolepsie
		Obstruktives Schlafapnoe-Syndrom trotz adäquater CPAP-Behandlung
		Schichtarbeiter-Syndrom mit exzessiver Schläfrigkeit, wenn andere schlafhygienische Maßnahmen nicht ausreichen

6.4.3 Dosierung und Einnahmehinweise

Tab. 6.8 Dosierung und Einnahmehinweise: Modafinil

Wirkstoff	Indikation	Dosierung (mg)	Einnahmehinweis
Modafinil	Narkolepsie	200–400	Als Einzeldosis morgens oder auf zwei Einzeldosen verteilt (morgens und mittags)
	Obstruktives Schlafapnoe-Syndrom	200 (–400)	Als Einzeldosis morgens
	Schichtarbeiter-Syndrom	200	1 Stunde vor Beginn der Schicht

Das Arzneimittel kann unabhängig von den Mahlzeiten eingenommen werden, die Wirkstoffaufnahme wird durch Nahrung nicht beeinflusst.

🗨 Sie können das Medikament unabhängig von den Mahlzeiten einnehmen.

6.4.4 Neben-, Wechselwirkungen und Kontraindikationen

Nebenwirkungen

Wichtige Nebenwirkungen sind
- Veränderung der Leberfunktionswerte,
- Herzklopfen,
- Kopfschmerzen, Benommenheit,
- Sehstörungen,
- Magen-Darm-Beschwerden (Bauchschmerzen, Übelkeit, Durchfall, Obstipation),
- psychische Beschwerden (Nervosität, Angst, Depression).

🗨 Typische Nebenwirkungen des Arzneimittels sind Herzklopfen, Kopfschmerzen und Magen-Darm-Beschwerden.

Wechselwirkungen

In-vitro wirkt Modafinil als Enzyminduktor der CYP-450-Isoenzyme CYP1A2, CYP2B6 und CYP3A4. Deshalb muss mit einer Vielzahl von Wechselwirkungen gerechnet werden. Bei der gleichzeitigen Therapie mit anderen Arzneistoffen (orale Kontrazeptiva, trizyklische Antidepressiva, Phenytoin, Ciclosporin, Theophyllin, Warfarin, Diazepam und Propranolol) muss besondere Vorsicht walten, evtl. ist eine Blutbildkontrolle mit Dosisanpassung erforderlich.

Hingewiesen sei ausdrücklich auf die herabgesetzte Wirkung von hormonellen Kontrazeptiva während der Behandlung mit Modafinil, auch noch im

🗨 Falls Sie die »Pille« einnehmen, so halten Sie bitte Rücksprache mit Ihrem Frauenarzt. Dieses Arzneimittel kann die Sicherheit der »Pille« vermindern.

ersten Zyklus nach Beendigung der Behandlung mit Modafinil. Besonders die Sicherheit von Mini- und Mikropillen ist stark eingeschränkt. Zur Verhütung sollten daher unbedingt orale Kontrazeptiva mit einem Gehalt von mindestens 0,05 mg Ethinylestradiol eingesetzt werden.

Kontraindikationen

Modafinil darf auf keinen Fall angewendet werden bei einer Suchterkrankung (Alkohol, Medikamente, Drogen) in der Vorgeschichte des Patienten.

Relative Kontraindikationen auf Grund des Nebenwirkungsprofils sind psychische Erkrankungen (Psychosen, Depressionen, Angsterkrankungen), schwere Leber- und Nierenerkrankungen sowie Herz-Kreislauferkrankungen, vor allem Bluthochdruck. Hier muss jeweils eine genaue Nutzen-Risiko-Abwägung erfolgen.

6.5　Beratung bei der Abgabe von Natriumoxybat

Natriumoxybat, das Natriumsalz der Gamma-Hydroxy-Buttersäure (GABA), ist ein hochwirksames Schlafmittel mit sehr kurzer Halbwertszeit. Der Arzneistoff zeichnet sich durch eine äußerst geringe therapeutische Breite und ein hohes Wechselwirkungspotenzial aus. In niedriger Dosierung (0,5–1,5 g) wirkt Natriumoxybat stimulierend und enthemmend, in Dosierungen bis 2,5 g überwiegt der aphrodisierende Effekt, höhere Dosierungen dagegen bewirken Sedation.

> Natriumoxybat ist in höheren Dosierungen ein hochwirksames Schlafmittel. In Dosierungen bis 2,5 g wirkt es aphrodisierend. Dies führt zu Missbrauch.

Als Arzneistoff ist Natriumoxybat schon seit längerer Zeit als Narkosemittel (Somsanit®) in Gebrauch. Auf Grund seiner schlaffördernden Eigenschaften und seiner kurzen Halbwertszeit lag der Einsatz von Natriumoxybat zur Behandlung der Narkolepsie nahe. Umfangreiche Studien haben einen sehr guten Effekt auf die Tagessymptomatik der Narkolepsie gezeigt, so dass Natriumoxybat nun die Zulassung für die Therapie der Schlafkrankheit erhalten hat.

Gamma-Hydroxy-Buttersäure besitzt jedoch in der Drogenszene ein erhebliches Missbrauchspotenzial und wird auf Grund seiner euphorisierenden Wirkung unter verschiedensten Namen (Liquid Ecstasy, Liquid X, Fantasy, Soap, G-Juice) als Partydroge vertrieben. Auch K.O.-Tropfen, die immer wieder bei Verbrechen eine Rolle spielen, bei denen sich die Opfer nicht mehr an den Tathergang erinnern können, enthalten als »knock-out«-Substanz GABA. Die farblose, wasserlösliche Substanz lässt sich unauffällig in Getränke mischen, der salzige oder seifige Geschmack wird durch alkoholhaltige Getränke gut überdeckt. Eine Kombination mit Alkohol oder anderen Drogen kann tödlich enden: durch gegenseitige Wirkungsverstärkung drohen Atemnot bis hin zum Atemstillstand.

> Um Missbrauch vorzubeugen unterliegt Natriumoxybat dem Betäubungsmittelgesetz.

Um dem Arzneimittelmissbrauch vorzubeugen unterliegt Natriumoxybat, das Salz der GABA, dem Betäubungsmittelgesetz.

6.5.1 Wirkungsweise

Der genaue Wirkmechanismus von Natriumoxybat ist ungeklärt. Wahrscheinlich moduliert Natriumoxybat über einen Angriff an zentralen $GABA_B$-Rezeptoren die Wirkung verschiedener stimulierender Neurotransmitter wie Acetylcholin, Dopamin, Noradrenalin und Serotonin. Letztlich verbessert sich durch eine Verlängerung der Schlafstadien 3 und 4 die nächtliche Schlafqualität, die Tagesschläfrigkeit nimmt ab und die Leistungsfähigkeit steigt. Außerdem sinkt unter der Therapie die Anzahl von Kataplexien (siehe Kap. 2.1.4) signifikant.

🗨 Natriumoxybat verbessert bei Narkolepsiepatienten die Schlafqualität, reduziert die Tagesschläfrigkeit und erhöht die Leistungsfähigkeit am Tag.

6.5.2 Handelspräparat und Indikation

Tab. 6.9 Handelspräparat mit Natriumoxybat

Handelspräparat	Wirkstoff	Indikation
Xyrem® 500 mg/ml	Natriumoxybat	Narkolepsie mit Kataplexie

Eine Kombination mit stimulierenden Arzneistoffen (Modafinil, Methylphenidat) ist möglich.

6.5.3 Dosierung und Einnahmehinweise

Tab. 6.10 Dosierung und Einnahmehinweise von Natriumoxybat

Wirkstoff	Dosierung	Einnahmehinweis
Natriumoxybat	Anfangsdosierung: 2 x 2,25 g = 2 x 4,5 ml Dosissteigerung möglich auf: 2 x 4,5 g = 2 x 9 ml Im Abstand von 2,5–4 Stunden einzunehmen	Einnahme der 1. Dosis direkt vor dem Schlafengehen, mind. 2 Stunden nach der letzten Mahlzeit Einnahme der 2. Dosis: 2,5–4 Stunden nach der 1. Dosis; evtl. Wecker stellen!

🗨 Die 1. Dosis nehmen Sie bitte direkt vor dem Schlafengehen ein, und zwar mindestens 2 Stunden nach der letzten Mahlzeit. Die 2. Dosis sollten Sie dann ca. 3 Stunden nach der 1. Dosis einnehmen. Am Besten stellen Sie sich dafür Ihren Wecker.

Haltbarkeit von Xyrem®

Nach Anbruch ist das Arzneimittel im Originalbehältnis 40 Tage haltbar. Die verdünnte Lösung im vorbereiteten Dosierbecher ist jedoch nur 24 Stunden stabil und muss danach verworfen werden!

🗨 Das Arzneimittel ist nach Anbruch 40 Tage haltbar. Die verdünnte Lösung muss nach 24 Stunden verworfen werden.

Anweisungen zum Verdünnen von Xyrem®:

1 Packung Xyrem® enthält:
- 1 Kunststoffflasche mit 180 ml Arzneimittellösung
- Flaschenadapter für die Messspritze
- 1 Messspritze
- 2 Dosierbecher mit kindersicheren Verschlusskappen

Maßnahmen vor der ersten Anwendung:
- Entfernung der manipulationssicheren Versiegelung: Verschluss nach unten drücken und gleichzeitig gegen den Uhrzeigersinn drehen
- Flasche aufrecht auf eine ebene Unterlage stellen
- Flaschenadapter in den Flaschenhals hineindrücken

Herstellung der Verdünnung:
- Messspritze auf den Adapter aufsetzen und in aufrechter Position nach unten eindrücken
- Flasche in aufrechter Position belassen und Kolben der Spritze nach oben ziehen, bis die erforderliche Dosis erreicht ist
- Messspritze aus der Flaschenöffnung herausziehen und Arzneimittel in den beiliegenden Dosierbecher entleeren, mit 4 EL Wasser auf ca. 60 ml verdünnen
- Vorgang für die Herstellung der 2. Dosis wiederholen
- Mitgelieferte Verschlusskappen auf die Dosierbecher aufsetzen und im Uhrzeigersinn drehen, bis der Verschluss hörbar einrastet (→ kindersicherer Verschluss!)
- Beide Dosierbecher in direkter Bettnähe bereit stellen, zum Öffnen des kindersicheren Verschlusses den Verschluss nach unten drücken und gleichzeitig gegen den Uhrzeigersinn drehen; den leeren Becher aus Sicherheitsgründen wieder kindersicher verschließen!
- Beide Dosen im vorgeschlagenen Dosierintervall im Bett sitzend trinken und sofort (wieder-)hinlegen, da der Schlaf unter Umständen unmittelbar eintritt!

💬 Das Arzneimittel entnehmen Sie mit einer Messspritze und verdünnen es in dem Dosierbecher mit 4 EL Wasser auf ca. 60 ml. Anschließend setzen Sie die Verschlusskappe auf und drehen diese im Uhrzeigersinn bis der Verschluss hörbar einrastet. Dies ist ein kindergesicherter Verschluss.

💬 Die zweite Dosis stellen Sie in gleicher Weise her und stellen im Anschluss beide Dosierbecher in direkter Bettnähe bereit. Zur Einnahme müssen Sie den Verschluss nach unten drücken und gleichzeitig gegen den Uhrzeigersinn drehen.

💬 Nehmen Sie das Arzneimittel im Bett sitzend ein und legen Sie sich anschließend sofort hin, der Schlaf kann u. U. unmittelbar eintreten.

Dosis vergessen?

Erste Dosis wurde vergessen: Einnahme, sobald es dem Patienten einfällt, dann Fortführung der Therapie wie gewohnt.

Zweite Dosis wurde vergessen: Dosis nicht nachholen, am nächsten Abend Xyrem im gewohnten Dosierschema einnehmen.

6.5.4 Neben-, Wechselwirkungen und Kontraindikationen

Nebenwirkungen

Sehr häufig kommt es unter der Therapie mit Natriumoxybat zu Übelkeit, Schwindel und Kopfschmerzen. Daneben treten Schlafstörungen mit Albträumen, Verwirrtheit, Angst und Depressionen auf. Schwerwiegende Nebenwirkungen wurden jedoch kaum gemeldet.

Das Reaktionsvermögen kann unter der Therapie deutlich herabgesetzt sein. Deshalb darf frühestens 6 Stunden nach Einnahme einer Dosis Natriumoxybat ein Fahrzeug geführt werden bzw. eine gefährliche Maschine bedient werden.

Bei Patienten mit Bluthochdruck, Herz- oder Nierenerkrankungen kann es notwendig werden, die Kochsalzzufuhr einzuschränken. Durch eine Dosis von 2 x 2,25 g Xyrem® werden dem Organismus 0,82 g Natrium zugeführt, was bei entsprechender Vorerkrankungen zur Verschlechterung der Grunderkrankung führen kann. Entsprechende Grunderkrankungen sollten bei der Therapieentscheidung mit bedacht werden.

> Es kann sein, dass Sie unter der Therapie Übelkeit, Schwindel und Kopfschmerzen bekommen. Das sind typische Nebenwirkungen, mit denen Sie rechnen müssen. Aber dafür werden Sie am Tag wesentlich wacher und leistungsfähiger sein.

> Denken Sie daran, dass das Arzneimittel Ihre Reaktionszeit beeinträchtigt. Die letzte Einnahme sollte mindestens sechs Stunden zurückliegen, bevor Sie sich ans Steuer setzen, damit Ihnen nichts passiert.

Wechselwirkungen

Natriumoxybat wird über den Citratzyklus abgebaut, ein Schlüsselenzym hierbei ist die γ-Hydroxybuttersäure-Dehydrogenase. Dieses Enzym wird durch verschiedene Arzneistoffe (Phenytoin, Valproinsäure, Ethosuximid) in seiner Aktivität beeinflusst, so dass von Wechselwirkungen ausgegangen werden muss.

Durch gleichzeitige Einnahme von zentraldämpfenden Arzneistoffen oder Alkohol kommt es zu einer gegenseitigen Wirkungsverstärkung, das Risiko für eine Atemdepression steigt unkalkulierbar an.

> Vermeiden Sie bitte während der Therapie mit diesem Arzneimittel unbedingt den Genuss von Alkohol. Die Risiken sind nicht abschätzbar.

Kontraindikationen

Natriumoxybat ist kontraindiziert bei Patienten, die gleichzeitig mit Opioiden oder Barbituraten behandelt werden.

Eine Kontraindikation besteht außerdem in einer seltenen Stoffwechselerkrankung, dem Succinatsemialdehyddehydrogenase-Mangel. Bei dieser Erkrankung ist die Metabolisierung von Natriumoxybat in Succinatsemialdehyd blockiert, der Abbau über den Citratzyklus unterbleibt und es kommt zu toxischen Wirkstoffkonzentrationen.

6.6 Beratung bei der Abgabe von Methylphenidat

Methylphenidat ist sicherlich jedem Apothekenmitarbeiter als wirksame Therapieoption zur Behandlung von ADHS bei Kindern und Jugendlichen geläufig. Weniger bekannt ist jedoch die Zulassung von Methylphenidat (Ritalin® 10 mg) für die Behandlung der exzessiven Tagesschläfrigkeit bei erwachsenen Narkolepsiepatienten. Unter der Therapie kommt es zu einer deutlichen Steigerung der Leistungsfähigkeit der Patienten, die Anzahl der Schlafattacken während des

> Methylphenidat hat zwei Anwendungsgebiete. Es wird zur Behandlung von ADHS bei Kindern und Jugendlichen eingesetzt und bei erwachsenen Narkolepsiepatienten gegen die starke Tagesmüdigkeit.

💬 Methylphenidat zählt neben Modafinil und Natriumoxybat zu den Mittel der 1. Wahl bei Narkolepsiepatienten.

Tages sinkt. Aus diesem Grund zählt Methylphenidat gemäß der Leitlinie der Deutschen Gesellschaft für Neurologie neben Modafinil und Natriumoxybat zu den Mitteln der 1. Wahl zur Behandlung der Tagesschläfrigkeit bei Narkolepsiepatienten.

6.6.1 Wirkungsweise

💬 Methylphenidat steigert – ähnlich wie Amphetamin – im Gehirn den Grad der Wachheit.

Methylphenidat ist der letzte Vertreter der amphetaminähnlichen Arzneistoffe, der in Deutschland noch im Handel ist. Methylphenidat ist sehr lipophil und dadurch in der Lage, die Blut-Hirn-Schranke leicht zu überwinden. Im ZNS wirkt der Arzneistoff als indirektes Sympathomimetikum: die Noradrenalinfreisetzung wird erhöht bzw. die Noradrenalinwiederaufnahme aus dem synaptischen Spalt gehemmt. Durch die gesteigerte Noradrenalinkonzentration steigt der Sympathikustonus: es kommt zu einer deutlichen Zunahme der zentralen Erregung, der Grad der Wachheit steigt. Daneben hat der Arzneistoff Effekte auf den Neurotransmitterhaushalt der übrigen Catecholamine (Adrenalin, Dopamin), wodurch verschiedene Nebenwirkungen mit verursacht werden.

6.6.2 Handelspräparate und Indikationen

Tab. 6.11 Handelspräparate mit Methylphenidat

Handelspräparat	Wirkstoff	Indikation
Ritalin® 10 mg Tabletten	Methylphenidat	ADHS, Narkolepsie

💬 Mit dem Wirkstoff Methylphenidat ist das Präparat Ritalin® auf dem Markt.

Viele Narkolepsiepatienten kommen mit retardiertem Methylphenidat (z. B. Concerta®, Medikinet®retard) besser zu Recht. Es baut sich ein gleichmäßigerer Wirkstoffspiegel auf, die Verträglichkeit und Compliance sind meist besser. Alle diese retardierten Methylphenidatpräparate besitzen jedoch keine Zulassung für die Behandlung der Narkolepsie, es handelt sich um »off-label-use«.

6.6.3 Dosierung und Einnahmehinweise

Tab. 6.12 Dosierung und Einnahmehinweis von Methylphenidat

Wirkstoff	Dosierung (mg/d)	Einnahmehinweis
Methylphenidat	Ø 20–30; Große individuelle Dosisschwankungen möglich (10–80!)	Einnahme mit Flüssigkeit zu oder nach einer Mahlzeit; Tagesdosis in 2–3 Einzeldosen über den Tag verteilt einnehmen

💬 Nehmen Sie die Tabletten bitte immer direkt zu einer Hauptmahlzeit ein, am besten mit einem großem Glas Wasser. Dann vertragen Sie das Arzneimittel besser.

6.6.4 Neben-, Wechselwirkungen und Kontraindikationen

Nebenwirkungen

Die unerwünschten Wirkungen von Methylphenidat sind sehr vielfältig, am wichtigsten sind:

- Nebenwirkungen auf das Herz und das Gefäßsystem:
  Tachykardie, Arrhythmien
  Brustschmerzen
  Hypertonie
- Nebenwirkungen auf das Nervensystem und die Psyche:
  Konzentrationsprobleme und Geräuschempfindlichkeit
  Kopfschmerzen
  Schlafstörungen
  Nervosität
  Aggression, Erregung, Reizbarkeit
  Depression, Ängstlichkeit
- Nebenwirkungen auf den Verdauungstrakt und den Stoffwechsel:
  Magenbeschwerden, Übelkeit, Erbrechen
  Mundtrockenheit
  Appetitlosigkeit bis hin zu Anorexie

Vor allem bei Narkolepsiepatienten kommt es unter der Therapie auch zu Blutbildveränderungen (Leukopenie, Thrombozytopenie, Anämie). Regelmäßige Blutbildkontrollen bei einer Langzeittherapie sind deshalb sinnvoll.

Aus Gründen der Therapiesicherheit ist vor einer Verordnung von Methylphenidat eine umfassende Patientenanamnese zwingend erforderlich. Unbedingt abzuklären sind:

- kardiovaskulärer Status einschließlich Blutdruck und Herzfrequenz
- medizinische und psychiatrische Begleiterkrankungen
- Familienanamnese hinsichtlich plötzlicher Herzerkrankungen / unerwartetem Tod

Bei jeder Dosisanpassung bzw. spätestens alle 6 Monate sollte die Therapie bzw. die Verträglichkeit der Medikation genau überprüft werden. Das Auftreten von Nebenwirkungen kann notfalls einen Therapieabbruch erforderlich machen.

Wechselwirkungen

Durch Methylphenidat kann die Wirkung von Antihypertonika abgeschwächt werden, andererseits kann die Kombination mit blutdruckerhöhenden Arzneimitteln zu additiven Effekten führen.

Eine Therapie mit nicht-selektiven, irreversiblen MAO-Hemmern muss mind. zwei Wochen vor dem Therapiebeginn mit Methylphenidat abgeschlossen worden sein. Ansonsten besteht ein erhöhtes Risiko für die Entwicklung einer hypertensiven Krise.

> ▶ Die Nebenwirkungen von Methylphenidat sind vielfältig. Besonders wichtige Nebenwirkungen sind Bluthochdruck, Kopfschmerzen und Magen-Darm-Beschwerden.

> ▶ Unter der Therapie kann sich Ihr Blutbild verändern. Deshalb sollten Sie die Werte regelmäßig von Ihrem Arzt kontrollieren lassen, damit nichts übersehen wird.

> ▶ Nehmen Sie noch andere Medikamente ein, z. B. gegen Bluthochdruck? Die Tabletten vertragen sich mit manchen anderen Arzneimitteln nicht.

Bitte verzichten Sie während der Behandlung auf den Genuss von Alkohol.

Alkohol und Methylphenidat verstärken sich gegenseitig in ihrer Wirkung. Während der Behandlungsdauer mit Methylphenidat sollte daher auf Alkohol verzichtet werden.

Vorsicht ist außerdem geboten bei der gleichzeitigen Medikation mit dopaminergen Arzneistoffen (DOPA, trizyklischen Antidepressiva, Neuroleptika). Methylphenidat erhöht die extrazelluläre Dopaminkonzentration, so dass pharmakodynamische Wechselwirkungen wahrscheinlich sind.

Kontraindikationen

Haben Sie noch andere Grunderkrankungen? Ist z. B. mit Ihrer Schilddrüse alles in Ordnung? Oder leiden Sie an einer Herzkreislauferkrankung? Ich frage, weil diese Tabletten dann evtl. nicht angewandt werden sollten.

Wie die vielfältigen Nebenwirkungen von Methylphenidat erwarten lassen, gibt es eine Reihe von Grunderkrankungen, die den Einsatz von Methylphenidat als Therapeutikum verbieten:

- Glaukom
- Prostatahyperplasie mit Restharnbildung
- Hyperthyreose oder Thyreotoxikose
- ernste psychische Erkrankungen (Depression, Anorexia nervosa, bipolare Störungen u. a.)
- Herzkreislauferkrankungen (Bluthochdruck, Herzinsuffizienz, arterielle Verschlusskrankheit, Angina pectoris, Myokardinfarkt u. a.)
- vorbestehende Erkrankungen der Hirngefäße (Schlaganfall, Aneurysma u. a.)
- Suchterkrankungen in der Patientenvorgeschichte

7 CPAP-Atemtherapiegeräte zur Behandlung des Schlafapnoe-Syndroms

Das Schlafapnoe-Syndrom zählt zu den intrinsischen Dyssomnien: es handelt sich um eine Schlafstörung, deren Ursache im Patienten selbst begründet ist. In Deutschland sind vermutlich 2–4% der Bevölkerung von dieser Erkrankung betroffen, wobei die Dunkelziffer sehr hoch ist. Männer in der Altersgruppe von 40 bis 60 Jahren erkranken am häufigsten, in dieser Bevölkerungsgruppe leidet etwa jeder fünfte Mann unter Schlafapnoe.

> In Deutschland leiden ca. 2–4 % der Bevölkerung am obstruktiven Schlafapnoe-Syndrom, betroffen sind hauptsächlich Männer über 40 Jahre.

Die Folgen der Schlafapnoe sind schwerwiegend: durch die schlechte Schlafqualität kommt es zu erhöhter Tagesmüdigkeit mit gesteigertem Unfallrisiko und eingeschränkter Leistungsfähigkeit. Des Weiteren steigt jedoch auch die Zahl an kardiovaskulären Folgeerkrankungen dramatisch an.

Schlafapnoe ist aus diesen Gründen eine sehr ernst zu nehmende Erkrankung und sollte unbedingt mit den zu Verfügung stehenden Mitteln behandelt werden. Durch Beratung und Aufklärung können wir als Apothekenpersonal hierbei einen wichtigen Beitrag leisten.

7.1 Das obstruktive Schlafapnoe-Syndrom (OSAS)

Definition

Beim Schlafapnoe-Syndrom kommt es während des Schlafens zu einer Einengung bzw. zum Verschluss der oberen Atemwege. Kennzeichnend für diese Obstruktion des Nasen- und Rachenraumes sind Schnarchen sowie Atemaussetzer, die meist zu einer Weckreaktion (Arousal) führen. Ein erholsamer Nachtschlaf ist deshalb nicht mehr möglich.

> Die Folgen des Schlafapnoe-Syndroms sind vielfältig: erhöhte Tagesmüdigkeit, gesteigertes Unfallrisiko und nachlassende Leistungsfähigkeit. Daneben treten aber auch ernste Herz-kreislauferkrankungen als Langzeitfolgen auf.

Langfristig leiden die Betroffenen unter exzessiver Tagesschläfrigkeit, verbunden mit erhöhtem Unfallrisiko und herabgesetzter Leistungsfähigkeit. Doch auch das Risiko für die Entwicklung von Herz-Kreislauf-Erkrankungen steigt deutlich an. Die Apnoen sind mit unterschiedlichen physiologischen Veränderungen verbunden, es kommt zu Schwankungen der Pulsfrequenz, Arrhythmien, Blutdruckanstieg und einer allgemeinen Erhöhung des Muskeltonus. Unbehandelt können sich daraus Herzrhythmusstörungen, Herzinsuffizienz oder eine koronare Herzkrankheit entwickeln. Bei der Erstdiagnose einer Hypertonie sollte daher immer auch an das Vorliegen einer Schlafapnoe gedacht werden und gegebenenfalls eine entsprechende Untersuchung eingeleitet werden.

> **Praxistipp**
>
> Die wichtigsten Risikofaktoren für die Entwicklung eines Schlafapnoe-Syndroms sind:
> — Männliches Geschlecht
> — Adipositas
> — Höheres Lebensalter

7.1.1   Ursachen

Die oberen Atemwege werden durch eine Vielzahl verschiedener Muskelgruppen stabilisiert. Wie die gesamte Körpermuskulatur entspannen sich auch diese Muskeln während des Schlafes. Unter bestimmten Voraussetzungen kommt es während des Schlafens zur Einengung des Nasen- und Rachenraumes unter einen kritischen Wert, so dass die oberen Atemwege kollabieren.

Dieser kurzzeitige, aber vollständige Verschluss der Atemwege wird durch folgende anatomische Besonderheiten begünstigt:
— Vergrößerung von Rachenmandeln, Zäpfchen oder Zunge
— Fetteinlagerung in die Rachenwände, vor allem bei übergewichtigen Patienten
— Retrognathie: anatomisch besonders weit zurück gesetztes Kinn
— Störungen der regelgerechten Aktivierung der an der Atmung beteiligten Muskulatur (z. B. durch Nervenschädigungen in Folge eines Vibrationstraumas nach langjährigem Schnarchen)

Während des Schlafens kommt es durch die Entspannung der Muskulatur unter bestimmten Bedingungen zu einem vollständigen Verschluss der oberen Atemwege: Zunge, Zäpfchen und Rachenmandeln verschließen den Rachenraum, die Luftwege sind blockiert.

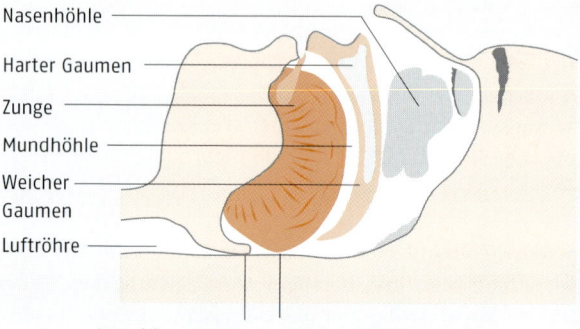

Nasenhöhle

Harter Gaumen

Zunge

Mundhöhle

Weicher Gaumen

Luftröhre

Verschlossene Atemwege bei der Apnoe

Abb. 7.1 Darstellung der kollabierten oberen Atemwege

7.1.2 Symptome

Die Leitsymptome des obstruktiven Schlafapnoe-Syndroms (OSAS) sind:
- Lautes, unregelmäßiges Schnarchen
- Atempausen während der Nacht, häufig verbunden mit einer Weckreaktion (»Arousal«)
- Erhöhte Tagesschläfrigkeit

Neben diesen Leitsymptomen klagen die Betroffenen vielfach über Beschwerden, die auf den ersten Blick nicht sofort an OSAS denken lassen. Zu diesen Symptomen zählen:
- Unruhiger Schlaf
- Erschwerte Atmung (»Dyspnoe«) während der Nacht
- Kopfschmerzen und Mundtrockenheit nach dem Aufwachen
- Abgeschlagenheit und Leistungsabfall
- Gedächtnis- und Konzentrationsstörungen
- Depressive Beschwerden
- Störungen der Sexualität

> Die Symptome eines Schlafapnoe-Syndroms sind lautes, unregelmäßiges Schnarchen und Atempausen in der Nacht. Dies kann zum Erwachen führen. Die Patienten leider unter einer erhöhten Tagesschläfrigkeit.

7.1.3 Diagnostik

Die Diagnosestellung für ein »Schlafapnoe-Syndrom« bleibt auch heute noch weit hinter den tatsächlichen Fallzahlen zurück, deshalb sollte gezielt nach den typischen Symptomen dieser Erkrankung gefragt werden. Ein erster und einfacher Ansatz besteht darin, Risikopatienten mit
- Adipositas,
- Hypertonie,
- Herzinsuffizienz,
- Herzrhythmusstörungen,
- Gefäßerkrankungen,

nach den Leitsymptomen des OSAS zu befragen.

> Patienten mit Übergewicht, Bluthochdruck sowie Herz- und Gefäßerkrankungen haben ein erhöhtes Risiko für die Entwicklung eines obstruktiven Schlafapnoe-Syndroms.

Leitsymptome des obstruktiven Schlafapnoe-Syndroms

- Erhöhte Tagesschläfrigkeit bzw. eingeschränkte Leistungsfähigkeit am Tag.
- Schnarchen während des Schlafens.
- Atemunregelmäßigkeiten bzw. Atempausen während des Schlafens.

> Fragen zum Screening auf Schlafapnoe: Fühlen Sie sich am Tag schläfrig und in Ihrer Leistungsfähigkeit eingeschränkt? Schnarchen Sie vielleicht? Hat Ihr Bettnachbar schon einmal bemerkt, dass Sie unter Atemunregelmäßigkeiten oder Atempausen leiden?

Diese Fragen können als Screening auch in der Apotheke im Beratungsgespräch gestellt werden. Bei Verdachtsmomenten auf OSAS sollte der Patient dringend an den Arzt verwiesen werden. Das Apothekenpersonal kann hier zur Diagnosestellung einer OSAS einen wichtigen Beitrag leisten.

Besteht bei Ihnen der Verdacht auf ein Schlafapnoe-Syndrom ist es möglich mit Hilfe eines Messgeräts Ihren Atemstrom, Ihre Atembewegungen sowie Sauerstoffsättigung, Herzfrequenz und Beinbewegungen zu messen. Diese Messung können Sie zu Hause durchführen und liefert erste Daten.

Bei begründetem Verdacht auf ein Schlafapnoe-Syndrom kann als erste Untersuchung eine Polygraphie mit einem Messgerät zu Hause durchgeführt werden. Diese Polygraphie erfasst folgende Daten:

— Atemstrom an Mund und Nase
— Bewegungen von Brustkorb und Bauch
— Sauerstoffsättigung
— Herzfrequenz
— Beinbewegungen im Schlaf

Diese Messung im häuslichen Umfeld liefert erste Daten, die den Verdacht auf ein OSAS erhärten helfen, so dass eine genaue Untersuchung im Schlaflabor eingeleitet werden kann. Sinnvoll ist die häusliche Polygraphie vor allem bei Patienten, die noch symptomlos sind, aber zu einer der genannten Risikogruppen gehören.

Das sicherste Verfahren zur Diagnose des obstruktiven Schlafapnoe-Syndroms ist die Polysomnographie (PSG) in einem schlafmedizinischen Zentrum. Bei dieser Untersuchung werden neben der Messung der Atemfunktion und der Herzkreislauffunktion auch Hirnströme erfasst. Auf diese Weise lässt sich ein genaues Bild des Nachtschlafs mit den verschiedenen Schlafstadien bzw. Weckreaktionen darstellen, wobei sich bei einem OSAS typische Veränderungen zeigen.

Die Diagnose eines OSAS erfolgt anschließend in einem Schlaflabor. Hier werden neben der Atem- und Herzkreislauffunktion auch die Hirnströme erfasst und ausgewertet. Die Hirnströme geben ein genaues Bild der verschiedenen Schlafstadien bzw. Weckreaktionen und zeigen bei einem OSAS typische Veränderungen.

Eine Untersuchung im Schlaflabor verläuft in der Regel in zwei Abschnitten. In den ersten ein bis zwei Nächten wird das genaue Schlafmuster des Patienten ermittelt und an Hand der Daten der Schweregrad der Erkrankung diagnostiziert. Danach schließt sich für ein bis zwei weitere Nächte die Therapieeinleitung mit einem CPAP-Therapiegerät unter ärztlicher Kontrolle an. Die Therapie sollte anschließend regelmäßig überprüft werden, um erforderlich Anpassungen vorzunehmen bzw. evtl. Probleme mit den Atemtherapiegeräten frühzeitig zu beheben.

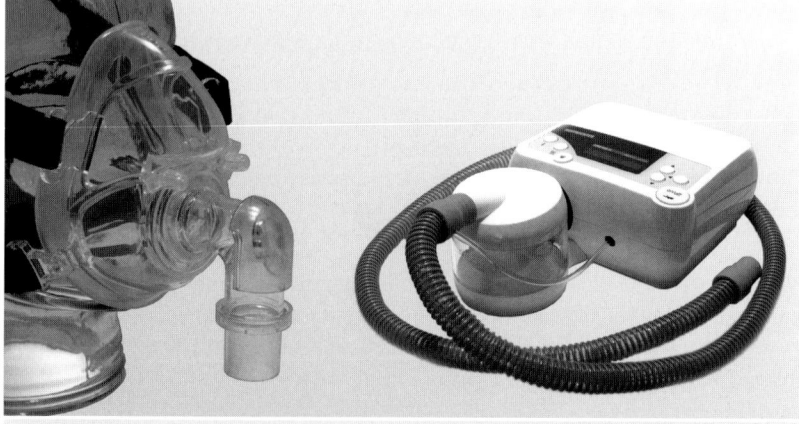

Abb. 7.2 Atemtherapiegerät mit Maske. Quelle und Copyright HOFFRICHTER GmbH

7.1.4 Therapieoptionen

CPAP-Therapie

Therapie der ersten Wahl bei der Behandlung des OSAS ist die CPAP(Continuos Positive Airway Pressure)-Therapie, d. h. die kontinuierliche Offenhaltung der Atemwege durch Überdruck-Atemluft.

Bei diesem Verfahren atmet der Patient über eine spezielle Atemmaske, verbunden mit einem Schlauchsystem, Luft mit einem individuell eingestellten Überdruck ein. Durch den erhöhten Druck der eingeatmeten Luft werden die Atemwege künstlich offen gehalten, man spricht von einer »pneumatischen Schiene« für die oberen Atemwege. Die Maske wird im Schlaflabor individuell angepasst, um einen bestmöglichen Sitz zu ermöglichen und dadurch die Compliance zu fördern. Je nach Patient wird eine Maske ausgewählt, die die Überdruckluft nur über die Nase (Nasenmaske, Olivenmaske) oder über Mund und Nase (Vollgesichtsmaske) zuführt.

Unter der Therapie, die meist lebenslang notwendig ist, verbessern sich alle Symptome des obstruktiven Schlafapnoe-Syndroms erheblich und auch das Schlafprofil normalisiert sich. Außerdem sinkt das Risiko für kardiovaskuläre Folgeerkrankungen oder Unfälle unter der CPAP-Therapie wieder auf das Risiko von gesunden Menschen. Die CPAP-Therapie gilt deshalb als Goldstandard für die Behandlung der obstruktiven Schlafapnoe.

Limitierend für den Erfolg der CPAP-Therapie ist in erster Linie die mangelhafte Compliance der Patienten. Das Tragen der Atemtherapiemaske erfordert

💬 Die CPAP-Therapie ist die erste Wahl zur Behandlung eines obstruktiven Schlafapnoe-Syndroms. Das Gerät arbeitet mit Überdruck, welche die Atemwege offen halten.

💬 Die Anpassung der Atemmaske sowie Anpassung des benötigten Überdrucks erfolgt im Schlaflabor.

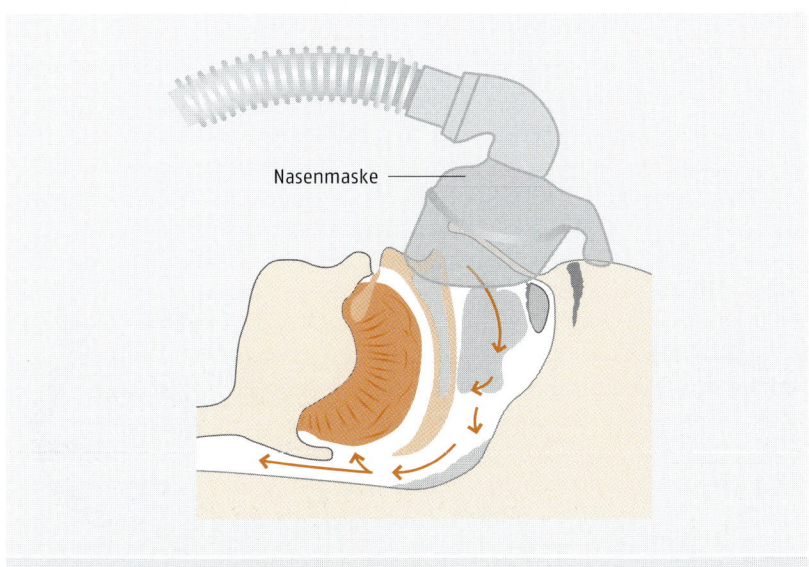

Abb. 7.3 Obere Atemwege unter CPAP

bei den Betroffenen jeden Abend große Bereitschaft zur Mitarbeit: die fremde Apparatur stört vor allem zu Behandlungsbeginn im Gesicht, es können schmerzhaft Druckstellen entstehen, falls die Maske nicht gut angepasst ist. Außerdem arbeitet der Kompressor nicht lautlos, dadurch ist das Einschlafen erschwert. Die durch den Kompressor leicht angewärmte Atemluft trocknet unter Umständen die Schleimhäute aus und kann dadurch zu Reizungen führen. Aus all diesen Gründen sind die individuelle Auswahl eines geeigneten Therapiegerätes, die individuelle Anpassung einer geeigneten Atemmaske und die regelmäßige Therapiekontrolle äußerst wichtig.

Insgesamt nutzen etwa 70% aller Patienten mit einer CPAP-Verordnung ihr Atemtherapiegerät für mindestens 5 Tage pro Woche für jeweils mindestens 4 Stunden pro Nacht. Diese Zahlen stehen für eine sehr hohe Compliance im Vergleich zu anderen medizinischen Maßnahmen.

Um die Compliance weiter zu erhöhen wurde die CPAP-Therapie weiter entwickelt. Beispiele hierfür sind:

- Bilevel-Therapie: erhöhter Druck während der Einatmung, erniedrigter Luftdruck bei der Ausatmung
- Automatische CPAP-Therapie: bedarfsgerechte Druckerhöhung der Atemluft in Abhängigkeit an den jeweils gemessenen Grad der Verengung der oberen Atemwege
- Ausstattung der Therapiegeräte mit Warmluftbefeuchtern: verminderte Austrocknung und Reizung der Atemwege

Durch diese Weiterentwicklungen lassen sich die Nebenwirkungen senken und die Compliance und Akzeptanz der Behandlung weiter erhöhen.

Alternative Therapieoptionen

Da die CPAP-Therapie für viele Patienten trotz der guten Erfolge unangenehm ist, stellt sich häufig die Frage nach Therapiealternativen. Eine genaue Auswertung der Datenlage bzw. der vorliegenden Studien zu den unterschiedlichsten Verfahren durch Prof. Randerath et al. kommt zu der ernüchternden Erkenntnis, dass nur drei andere Therapieansätze bei Schnarchen bzw. Schlafapnoe im Einzelfall sinnvoll sein können. Diese drei Behandlungsoptionen erfüllen die Kriterien evidenzbasierter Medizin und bieten unter Umständen echte Alternativen zur CPAP-Therapie:

- Tonsillektomie: vor allem bei Kindern kann die massive Vergrößerung der Tonsillen (Rachenmandeln) zur Einengung der oberen Atemwege und der Entwicklung von Schnarchen bzw. OSAS führen; die Entfernung der Rachenmandeln durch HNO-ärztliche Operation kann hier Abhilfe schaffen
- MMO (maxillo-mandibuläre Umstellungsosteotomie): dieses Verfahren kann bei Patienten mit Kieferfehlstellungen bzw. Gesichtsschädeldeformationen angewendet werden; Ober- und Unterkieferknochen werden durch eine Operation gespalten, nach vorne verlagert und in der neuen Position

---

Bei der CPAP-Therapie ist die Mitarbeit des Patienten sehr wichtig. Das Tragen der Maske vor allem zu Beginn der Behandlung eine große Umstellung. Auch ist das Gerät nicht ganz leise, was zu einem erschwerten Einschlafen führen kann.

Es gibt nicht viele Alternativen zu einer CPAP-Therapie. Unter bestimmten Umständen können die operative Entfernung der Rachenmandeln, die operative Vorverlagerung der Kieferknochen bei Kieferfehlstellungen und eine Schiene zur Vorverlagerung des Unterkiefers helfen.

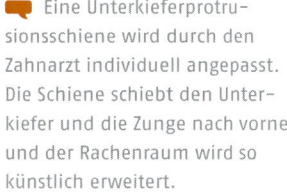

fixiert; dadurch kommt es zu einer deutlichen Erweiterung der oberen Luftwege, aber auch zu einer massiven Veränderung der Gesichtszüge

– Anpassung einer Unterkieferprotrusionsschiene durch den Zahnarzt: durch diese individuell angepasste Schiene werden Unterkiefer und Zunge nach vorne verschoben, so dass der Rachenraum künstlich erweitert wird; bei leicht bis mäßig ausgeprägtem OSAS profitieren ca. 50 % der Betroffenen von diesem Therapieansatz.

Eine Unterkieferprotrusionsschiene wird durch den Zahnarzt individuell angepasst. Die Schiene schiebt den Unterkiefer und die Zunge nach vorne und der Rachenraum wird so künstlich erweitert.

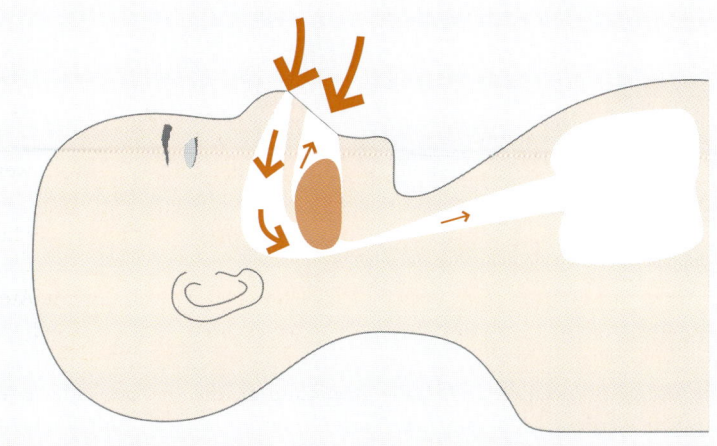

Abb. 7.4 Verengung der oberen Atemwege ohne Protrusionsschiene.
Quelle: Fa. Scheu-Dental GmbH

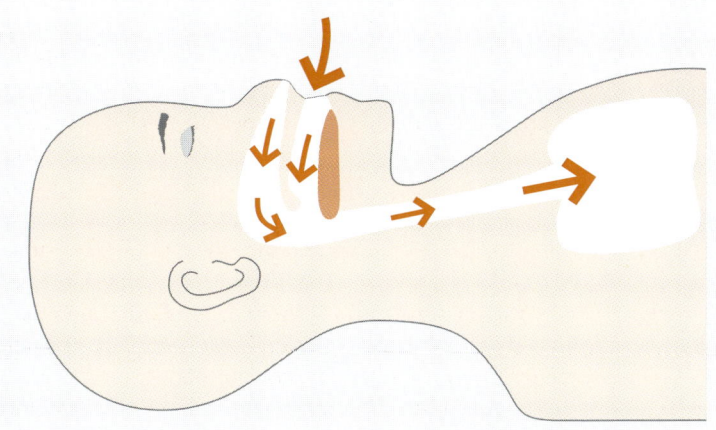

Abb. 7.5 Geöffnete obere Atemwege durch Tragen einer Protrusionsschiene.
Quelle: Fa. Scheu-Dental GmbH

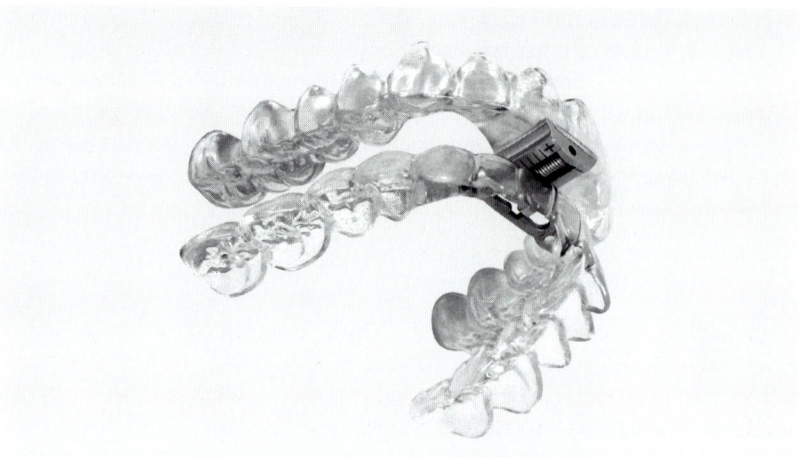

Abb. 7.6 Protrusionsschiene. Quelle: Fa. Scheu–Dental GmbH

Andere alternative Behandlungsmethoden wie, Medikamente, Muskeltraining, Nasen- und Rachenöle sowie Schnarchpflaster zeigen keinen nachweisbaren Effekt und können wir Ihnen daher nicht empfehlen.

Praxistipp

Alle übrigen Verfahren (also alle Apparaturen, die in Nase oder Mund getragen werden, Medikamente, Muskeltraining, Nasen- und Rachenöle, Schnarchbrillen oder -pflaster etc.) zeigen keine nachweisbaren, reproduzierbaren Effekte zur Reduzierung von Schnarchen bzw. bei der Behandlung des Schlafapnoe-Syndroms. Sie können und sollten deshalb von uns nicht als alternative Behandlungsmethode empfohlen werden.

8 Nichtmedikamentöse Therapiemaßnahmen

Grundlage jeder Beratung zum Thema Schlafstörungen sollte die Aufklärung zum Thema Schlafhygiene sein. Vielfach sind es falsche Verhaltensweisen und falsche Erwartungen, die Schlafstörungen mit verursachen. Hier liegt es an uns, im Beratungsgespräch Hilfestellungen anzubieten.

8.1 Regeln zur Schlafhygiene

Bevor überhaupt an eine Therapie von Schlafstörungen gedacht werden kann, sollte immer die Schlafhygiene der Betroffenen überprüft werden. Oft reichen schon kleine Veränderungen in der Routine, um Schlafstörungen abzustellen – nur ist den Patienten dies oft nicht bewusst. Deshalb sollten wir als erster Ansprechpartner für Betroffene auf das Thema Schlafhygiene unbedingt eingehen.

Den Stellenwert einer falschen Schlafhygiene verdeutlicht die folgende Abbildung.

Grundlage jeder Behandlung von Schlafstörungen ist die konsequente Umsetzung der Regeln zur gesunden Schlafhygiene.

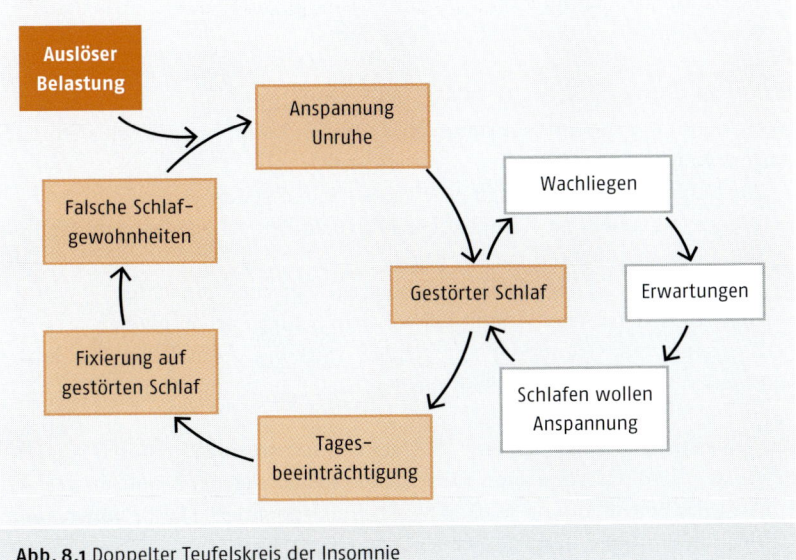

Abb. 8.1 Doppelter Teufelskreis der Insomnie

Nach Expertenmeinung könnten etwas 50 % aller Schlafstörungen durch die konsequente Umsetzung der Regeln zur Schlafhygiene gelöst werden.

8.1.1 Regeln zur Schlafenszeit

— Regelmäßige Aufstehzeiten: unabhängig von Dauer und Qualität des Schlafes, unabhängig von Wochenende oder Urlaub
— Regelmäßige Schlafenszeiten: unabhängig von Wochenende oder Urlaub
— Verzicht auf den Mittagsschlaf: die verschlafene Zeit muss zur Gesamtschlafdauer hinzuaddiert werden, der Nachtschlaf verkürzt sich entsprechend!
— Verzicht auf anstrengende geistige oder körperliche Tätigkeiten direkt vor dem Schlafengehen: Sport, spannende/aufwühlende Literatur/Filme…
— Beim nächtlichen Aufwachen:
  Blick auf den Wecker vermeiden!
— Bei längerem Wachliegen: Aufstehen und leichte Beschäftigung aufnehmen (z. B. lesen, stricken…)

8.1.2 Regeln zur Schlafumgebung

Die Schlafumgebung soll den Schlaf fördern, deshalb müssen einige Grundregeln erfüllt sein:

— Lattenrost, Matratze, Bettdecke und Kopfkissen: angepasst an die persönlichen Bedürfnisse
— Ideale Raumtemperatur für das Schlafzimmer: 18–19 °C
— Ausschluss von Licht (Rollladen, Licht ausschalten, evtl. Schlafbrille) und Lärm (bei schnarchendem Bettpartner evtl. Ohrstöpsel tragen oder getrennte Schlafzimmer einrichten)
— Bett zum Schlafen nutzen, nicht zum Lesen, Fernsehen oder Arbeiten
— Schlafzimmer vor dem Schlafengehen lüften!

8.1.3 Regeln zu Essen, Trinken und Rauchen

Auch beim Umgang mit Nahrungs- und Genussmitteln können schlafstörende Angewohnheiten entstehen.

Als Empfehlungen für einen erholsamen Schlaf gelten:
— Weder mit vollem noch mit leerem Magen zu Bett gehen: die letzte Mahlzeit sollte mind. 2 Stunden zurück liegen.
— Nachmittags und abends auf coffeinhaltige Getränke verzichten.
— Alkohol in den letzten 4 Stunden vor dem Schlafengehen meiden.
— Zigaretten auf Grund der anregenden Wirkung ebenfalls in den letzten Stunden vor dem Zubettgehen meiden.

Bei Schlafstörungen hat sich eine Vielzahl von nichtmedikamentösen Ansätzen bewährt. Allerdings kann man nicht sicher vorher sagen, ob und in welchem Umfang der Betroffene von solchen Maßnahmen profitiert. Der Betroffene muss sich darauf einlassen und letztlich einfach ausprobieren.

Versuchen Sie bitte, sich einen regelmäßigen Schlaf-Wach-Rhythmus anzugewöhnen. Das ist die Grundvoraussetzung für erholsamen Schlaf.

Vergessen Sie nicht, dass Sie den Mittagsschlaf zur Gesamtschlafenszeit hinzurechnen müssen. 30 Minuten Mittagsschlaf verkürzt Ihr nächtliches Schlafbedürfnis um eine halbe Stunde.

Sorgen Sie für eine behagliche Schlafzimmeratmosphäre. Es sollte nicht zu warm und nicht zu kalt sein, der Raum sollte abgedunkelt werden und die Umgebung ruhig sein. Das sind beste Voraussetzungen für Entspannung.

Wenn Sie unter Schlafstörungen leiden, sollten Sie abends nicht zu schwer essen und wenn möglich auf Alkohol, Nikotin und Coffein in den Abendstunden verzichten. Diese Stoffe wirken anregend und erschweren das Einschlafen.

8.2　Entspannungsmethoden

Entspannungstechniken helfen dabei, von den Sorgen und Anforderungen des Alltags Abstand zu gewinnen und dadurch leichter einzuschlafen.

Geeignete Methoden sind:

- Progressive Muskelentspannung nach Jacobson
- Autogenes Training
- Yoga
- Thai-Chi

Viele Volkshochschulen bieten entsprechende Kurse an und auch die Krankenkassen vermitteln den Kontakt zu geeigneten Lehrern. Neben der positiven Wirkung auf den Schlaf bzw. das Einschlafen zeigen diese Entspannungstechniken einen zusätzlichen positiven Effekt auf die gesamte Lebensführung, weil man lernt, mit Stress besser um zu gehen.

💬 Haben Sie schon einmal daran gedacht, eine Entspannungstechnik zu erlernen? Ich habe selbst sehr gute Erfahrungen mit Progressiver Muskelentspannung gemacht. Vielleicht wäre das auch etwas für Sie?

8.3　Aromatherapie

Die Aromatherapie versucht mit Hilfe von Düften positiven Einfluss auf Gesundheitsstörungen zu nehmen. Es wird angenommen, dass die verwendeten ätherischen Öle das Riechzentrum und das limbische System im Gehirn stimulieren. Dadurch sollen das allgemeine Wohlbefinden sowie die Gefühls- und Stimmungslage verbessert werden.

Die Aromatherapie zählt zu den alternativen Heilmethoden, plazebokontrollierte Studien zum Beleg der Wirksamkeit der Aromatherapie fehlen. Die Ergebnisse der Aromatherapie sind deshalb immer angreifbar. Andererseits werden Düfte schon seit Jahrtausenden zur Heilung und Linderung von Beschwerden eingesetzt, es gibt einen reichen Erfahrungsschatz. Die ältesten schriftlichen Hinweise für den Einsatz von Aromaölen findet man in den indischen Veden aus dem Jahr 5000 v. Chr. Diese alten indischen Schriften bilden die Grundlage der Heilkunde Ayurveda. In den letzten Jahren wurde die Aromatherapie verstärkt wieder entdeckt, in verschiedenen Kliniken, Palliativstationen und Altenheimen wird inzwischen viel mit Aromatherapie gearbeitet, und diese Erfahrungen bestätigen den Einsatz der ätherischen Öle in der Praxis.

Es gibt eine Vielzahl verschiedenster Duftöle, die ganz unterschiedliche Therapieeffekte erzielen sollen. Man muss jedoch bedenken, dass sich die angebotenen Öle hinsichtlich ihrer Qualität zum Teil sehr stark unterscheiden. Für die Aromatherapie sollten immer reine ätherische Öle verwendet werden. Auf Grund der gesteigerten Nachfrage handelt es sich bei den in Deutschland vertriebenen Aromaölen inzwischen jedoch bei etwa 80 % um synthetisch hergestellte Öle. Diese künstlichen Duftöle enthalten nur wenige, für den typischen Geruch verantwortliche Inhaltsstoffe. Ein reines ätherisches Öl, durch Wasserdampfdestillation aus Pflanzenteilen gewonnen, setzt sich dagegen aus bis zu 300 verschiedenen Einzelstoffen zusammen. Diese vielen Einzelstoffe ergänzen

💬 Aromaöle können unsere Stimmung beeinflussen und so mitunter auch beim Einschlafen helfen.

💬 Die erhältlichen Öle haben eine sehr unterschiedliche Qualität. Für die Aromatherapie sollten Sie nur 100 % naturreine ätherische Öle verwenden, denn nur diese hochwertigen Öle enthalten die Vielzahl Einzelstoffen, die für die Gesamtwirkung notwendig sind.

sich gegenseitig in ihrer Wirkung und sind für den Gesamteffekt des ätherischen Öles unentbehrlich. Ein synthetisch hergestelltes Duftöl, das meist sehr preiswert ist, hat deshalb in der Regel nicht den gleichen therapeutischen Effekt wie ein 100 % naturreines ätherisches Öl. Aus diesem Grund muss aus dem Etikett für ein Aromaöl eindeutig hervorgehen, ob es sich um ein naturreines ätherisches Öl handelt oder um ein synthetisches Duftöl.

Gerade auf dem Gebiet von Schlafstörungen gibt es eine Reihe von ätherischen Ölen, deren beruhigender, entspannender Effekt gut nachgewiesen ist:

— Lavendelöl
— Hopfenöl
— Bitterorangenöl
— Lindenblütenöl
— Majoranöl
— Vetiveröl

Die Aromaöle lassen sich auf unterschiedliche Weise anwenden:
— Verdampfen mittels Duftstein/Duftlampe, z. B. von Taoasis
— Einarbeitung in Massageöl (z. B. einige Tropfen Lavendelöl gemischt in Mandelöl)
— Zusatz zu Badeölen

Kennen Sie eigentlich die wohltuende Wirkung von ätherischen Ölen? Einige Tropfen Lavendelöl auf einem Duftstein im Schlafzimmer erleichtern das Abschalten und helfen beim Einschlafen. Probieren Sie es doch einfach einmal aus.

9 Pharmazeutische Dienstleistungen

9.1 Give-away und Zusatzinformationen

Als Give-away und Zusatzinformationen stehen uns zum Thema Schlafstörungen viele Möglichkeiten offen. Die folgende Liste soll als Anregung für eigene Ideen dienen.

- Proben von Entspannungs-, Schlaf- und Nerventeezubereitungen: Hauseigene Mischungen, Fertigpräparate (z. B. Sidroga, H&S, Heumann etc.)
- Muster oder Minigrößen von entspannend wirkenden Badezusätzen
- Entspannungs-CD, z. B. Firma Ratiopharm
- Kontaktdaten zu Volkshochschule, Yoga-Lehrern etc. als Anlaufstelle zum Erlernen von Entspannungsmethoden
- Kontaktdaten zu Selbsthilfegruppen für Betroffen mit Schlafstörungen Bundesweite Ansprechpartner der ABDA für den Kontakt von Apotheken zu Selbsthilfegruppe sind Thomas Preis (Alpha-Apotheke, Aachener Str. 523a, 50933 Köln Tel.: 0221/94996–0) und Ralf Denda (Deutsches Apothekerhaus, Jägerstr. 49/50, 10117 Berlin, Tel.: 0 30 / 40 00 4 – 156); sie stellen außerdem Informationsmaterialen für Apotheker zu Verfügung.
- Kontaktdaten zum nächsten Schlafmediziner/Schlafmedizinischen Zentrum, abrufbar über die Homepage der Deutschen Gesellschaft für Schlafmedizin und Schlafforschung (www.dgsm.de)
- Patientenbroschüren und -ratgeber zum Thema Schlafstörungen für die Erstinformation über Ursachen und Therapiemöglichkeiten, z. B.:
  - »Schlafstörungen: Tipps aus Ihrer Apotheke«, LAV-SOFO-Markt, ein Tochterunternehmen der LAV Baden-Württemberg e. V. Stuttgart oder
  - »Erholsam schlafen – wach am Morgen«, Ein Ratgeber für Menschen mit Schlafstörungen, Hrsg.: Infoservice Erholsamer Schlaf, Frankfurt am Main, www.erholsamschlafen.de
- Schlaffragebögen zur Selbstdiagnose, um den Schweregrad einer evtl. vorliegenden Schlafstörung einzugrenzen und die Abgrenzung zum Arztbesuch zu erleichtern. Beispiele sind in den Kästen dargestellt.
- Schlafprotokoll als Hilfe zur Vorbereitung auf den Arztbesuch z. B. abrufbar auf www.dgsm.de: »Kurzversion der Abend-Morgen-Protokolle« für zwei Wochen
- (selbst entworfene) Kundenflyer zur gesunden Schlafhygiene

Dieser Fragebogen kann Ihnen helfen eine Schlafstörung zu erkennen. Antworten Sie mehr als 4-mal mit »Ja« besteht der Verdacht, dass Sie unter einer echten Schlafstörung leiden und dies ggf. bei Ihrem Arzt abklären lassen sollten.

Schlafstörungen – ja oder nein?

	Ja	Nein
Ich habe das Gefühl, dass mein Schlaf nur leicht oder oberflächlich ist	Ja ☐	Nein ☐
Ich brauche im allgemeinen länger als 30 Minuten um einzuschlafen und/oder liege längere Zeit wach	Ja ☐	Nein ☐
Ich bekomme üblicherweise weniger als 6 Stunden Schlaf	Ja ☐	Nein ☐
Ich wache nachts häufig auf	Ja ☐	Nein ☐
Meine Leistungs- und Konzentrationsfähigkeit ist beeinträchtigt	Ja ☐	Nein ☐
Ich fühle mich häufig niedergeschlagen oder unausgeglichen/nervös	Ja ☐	Nein ☐
Tagsüber fühle ich mich schläfrig und müde	Ja ☐	Nein ☐
Meine Schlafprobleme treten häufiger als 3x/Woche auf	Ja ☐	Nein ☐
Meine Schlafprobleme bestehen länger als 4 Wochen	Ja ☐	Nein ☐

Auswertung:

Wenn Sie bei diesen Fragen 4-mal oder häufiger mit »Ja« geantwortet haben, leiden Sie vermutlich unter einer echten Schlafstörung.

Quelle: Broschüre »Schlafstörungen: Tipps aus Ihrer Apotheke« von LAV-SOFO-Markt, ein Tochterunternehmen der LAV Baden-Württemberg e. V.

Fragebogen zur Tagesschläfrigkeit (Epworth Sleepiness Scale)

Situation Wahrscheinlichkeit einzunicken

Würde niemals einnicken = 0

Geringe Wahrscheinlichkeit einzunicken = 1

Mittlere Wahrscheinlichkeit einzunicken = 2

Hohe Wahrscheinlichkeit einzunicken = 3

Hier die entsprechende Ziffer eintragen ↓

Im Sitzen lesend

Beim Fernsehen

Wenn Sie passiv (als Zuhörer) in der Öffentlichkeit sitzen
(z. B. im Theater oder bei einem Vortrag)

Als Beifahrer im Auto während einer einstündigen Fahrt ohne
Pause

Wenn Sie sich am Nachmittag hingelegt haben, um auszuruhen

Wenn Sie sitzen und sich mit jemanden unterhalten

Wenn Sie nach dem Mittagessen (ohne Alkohol) ruhig dasitzen

Wenn Sie als Fahrer eines Autos verkehrsbedingt einig Minuten
halten müssen

Summe

Auswertung:

Tragen Sie in jede Spalte die entsprechende Zahl ein und zählen Sie die
Summe zusammen. Werte oberhalb von 10 Punkten gelten als erhöhte
Tagesschläfrigkeit. Sie sollten mit Ihrem Arzt sprechen.

Quelle: Broschüre »Schlafstörungen: Tipps aus Ihrer Apotheke« von LAV-SOFO-
Markt, ein Tochterunternehmen der LAV Baden-Württemberg e. V.

Dieser Fragebogen kann Ihnen helfen eine erhöhte Tagesschläfrigkeit zu erkennen. Tragen Sie die zutreffenden Ziffern in die Kästchen ein und zählen Sie anschließend das Ergebnis zusammen. Werte von mehr als 10 Punkten gelten als erhöhte Tagesschläfrigkeit. Sprechen Sie in diesem Fall mit Ihrem Arzt darüber.

10 Der Schlafmittelkunde im HV

Kein Patient sollte eine Apotheke verlassen, ohne von uns eine Beratung angeboten bekommen zu haben – ob er dieses Angebot annimmt, entscheidet jedoch immer der Patient selbst!

Dies sollten wir uns jeden Tag aufs Neue bewusst machen und uns dadurch vor Frust und Enttäuschung selbst schützen. Kundenbefragungen und Marktforschung zeigen jedoch immer wieder ganz deutlich, dass die Beratung von der Mehrzahl der Apothekenkunden erwünscht ist – denn Arzneimittel sind besondere Waren, die es in Deutschland bisher aus gutem Grund nicht im Supermarkt oder an der Tankstelle zu erwerben gibt. Damit dies so bleibt, sollten wir uns unsere Verantwortung stellen und die Beratung mit Freude und Begeisterung angehen.

10.1 »Ich brauche ein Schlafmittel!«

Junge Frau Anfang 30 betritt die Apotheke und fragt nach einem Schlafmittel.

PTA: Guten Tag! Wie kann ich Ihnen helfen?

Kundin: Hallo, ich brauche dringend ein Schlafmittel.

PTA: Ist das Schlafmittel denn für Sie oder sollen Sie es jemandem mitbringen?

Kundin: Nein, nein, die Tabletten brauche ich selbst! Ich bin Stewardess und bin jetzt seit zwei Monaten für Langstreckenflüge nach Südamerika eingesetzt. Und diese Zeitverschiebungen machen mir schwer zu schaffen, ich kann dann einfach nicht einschlafen.

PTA: Ja, das kann ich gut verstehen, durch den Wechsel der Zeitzonen kommt Ihre innere Uhr völlig aus dem Takt. Am wichtigsten für Sie ist es, die Tricks für die Anpassung der inneren Uhr zu befolgen. Kennen Sie diese Tricks?

Kundin: Ja, das haben wir natürlich alles in der Ausbildung gelernt. Beim Flug nach Südamerika versuche ich nach der Ankunft einfach den Tagesablauf in Rio zu übernehmen, ich gehe viel an die frische Luft und lege mich erst ins Bett, wenn es dort Abend wird und Schlafenszeit ist. Das klappt auch ganz gut. Richtig Probleme habe ich allerdings immer nach der Rückkehr nach Deutschland. Da kann ich dann tagelang gar nicht schlafen, obwohl ich am Abflugort immer extra sehr früh aufstehe und in Deutschland dann besonders lange

Schlafstörungen durch Jetlag

Angemessene Schlafhygiene?

aufbleibe. Ich brauche immer tagelang, bis ich wieder schlafen kann, und das belastet mich einfach sehr.

PTA: Ich verstehe, Sie kennen sich mit der Problematik rund um den Jetlag schon sehr gut aus. Aber vermeiden lässt sich dieses Problem auf Grund Ihres Berufes natürlich nicht. Deshalb ist in Ihrem Fall der Einsatz eines Schlafmittels für die Tage, an denen Sie zurück nach Deutschland fliegen, sicherlich sinnvoll. Haben Sie denn irgendeine Erkrankung, wegen der Sie dauerhaft Medikamente einnehmen müssen?

Kundin: Nein, ich bin eigentlich kerngesund, nur das Schlafproblem macht mich manchmal total fertig….Und bevor Sie fragen: schwanger bin ich auch nicht!

PTA: Gut, in diesem Fall spricht nichts gegen den Einsatz von einem leichten Schlafmittel. Ich empfehle Ihnen Gittalun® Trinktabletten, weil dieses Arzneimittel besonders schnell wirkt. Nehmen Sie bitte eine Tablette gelöst in 1 Glas Wasser direkt vor dem Zubettgehen ein, und Sie werden trotz Jet Lag schlafen können. Wichtig ist mir jedoch, dass Sie diese Tabletten nicht täglich einnehmen, sondern das Arzneimittel wirklich nur 1–2x pro Woche nach solch einem Langstreckenflug anwenden. Bei Dauereinsatz des Arzneistoffes gewöhnt sich unser Körper nämlich an den Arzneistoff, und dann klappt es ohne die Arznei überhaupt nicht mehr mit dem Schlafen.

Kundin: Ich verstehe… Muss ich mit Nebenwirkungen rechnen?

PTA: Manche Patienten bekommen einen trockenen Mund oder leiden etwas unter Verstopfung, diese Nebenwirkungen normalisieren sich bei solch kurzfristigem Einsatz wie in Ihrem Fall aber wieder schnell. Auch zu einem Hang-Over am nächsten Tag kann es kommen, d. h. Sie fühlen sich am nächsten Tag vielleicht etwas benommen oder schwindelig, weil der Arzneistoff noch nicht vollständig abgebaut worden ist. Deshalb sollten Sie, wenn Sie eine Schlaftablette einnehmen, unbedingt am nächsten Morgen ausschlafen können, planen Sie also mindestens 8 Stunden Schlafenszeit ein. Dann tritt dieser Hang-Over-Effekt kaum auf!

Kundin: Gut, dann weiß ich Bescheid. Wie viel bin ich Ihnen schuldig?

PTA: Das macht … €.

Kundin: Bitte schön. Dann danke ich für die nette Beratung.

PTA: Gerne geschehen! Grüßen Sie mir Rio und vor allem: schlafen sie gut!!! Auf Wiedersehen!

▶ Abklärung evtl. Kontraindikationen

▶ H_1-Antihistaminikum: Hinweis auf beschränkte Anwendungsdauer

▶ Nebenwirkungen: trockener Mund, Verstopfung, Hang-Over

10.2   Grenzen der Selbstmedikation

Kunde, Ende 30, betritt in Begleitung von seiner offensichtlich schwangeren Frau die Apotheke. Er verlangt Halbmond-Tabletten®.

Apotheker: Schönen Guten Tag, was kann ich für Sie tun?

Kunde: Hallo, ich hätte gerne ein Päckchen Halbmond-Tabletten®.

Apotheker: Sind die Schlaftabletten denn für Sie selbst? Ich frage das nur, da man diese Tabletten in der Schwangerschaft auf keinen Fall einnehmen darf!

Kunde: Ach, das wusste ich tatsächlich nicht. Aber die Tabletten sind für mich, meine Frau schläft trotz ihrer Schwangerschaft traumhaft, und ich liege daneben und kann nicht einschlafen. Wenn ich dann doch noch Schlaf finde, werde ich mehrmals in der Nacht wach und kann nur schwer wieder einschlafen. Das kann so doch nicht weitergehen.

Apotheker: Das ist natürlich sehr belastend auf die Dauer. Wie lange bestehen Ihre Ein- und Durchschlafstörungen denn schon?

Kunde: Na ja, so richtig schlimm ist das jetzt seit zwei Wochen…

Ehefrau: Ja genau, Du warst doch vor 14 Tagen wegen Deinem Asthma beim Lungenarzt. Asthmaanfälle hast Du seitdem keine mehr gehabt, aber du schläfst dafür fast nicht mehr!

Apotheker: Das ist natürlich eine wichtige Information. Hat denn der Arzt etwas an Ihrer Therapie verändert? Müssen Sie vielleicht ein neues Medikament anwenden?

Kunde: Stimmt, ich habe zwei Asthmasprays, die kenne ich schon seit Jahren. Aber diese großen Kapseln, Bronchotard oder so ähnlich, die habe ich neu verordnet bekommen!

Apotheker: Das sind sicherlich Bronchoretard® 350 Kapseln, ich zeige Ihnen kurz die Packung. Ist es das Medikament?

Kunde: Ja, genau, das sind die Kapseln. Davon nehme ich immer 1 Kapsel direkt zum Abendessen, der Arzt hat ja gesagt, dass ich das Mittel abends einnehmen soll.

Apotheker: Das ist richtig, dieses Arzneimittel hilft gegen nächtliche Asthmaanfälle. Das Problem dabei ist jedoch, das der Wirkstoff Theophyllin ähnlich anregend auf unseren Körper wirkt wie das Coffein aus dem Kaffee. Und deshalb haben Sie plötzlich diese Probleme mit dem Schlafen. Sie kennen doch bestimmt auch viele Menschen, die nach 16:00 Uhr keinen Kaffee mehr trinken, weil sie dann die ganze Nacht wach liegen.

Kunde: Das klingt einleuchtend. Aber was kann ich denn jetzt tun?

Apotheker: Diese Schlafstörungen werden durch Ihre Dauermedikation verursacht und sind deshalb kein Fall für die Selbstbehandlung mit freiverkäuflichen Schlafmitteln. Im Gegenteil, die typischen Schlafmittel wie z. B. Halbmond-Tabletten® dürfen bei Asthma überhaupt nicht angewendet werden! Ich schlage Ihnen deshalb vor, dass Sie zunächst versuchen, die Kapsel auf der Bettkante einzunehmen, also direkt vor dem Schlafengehen mit einem großem Glas

Marginalien (linke Spalte):

⊂⊃ Präparatewunsch: Schlaftabletten bei Ein- und Durchschlafstörungen seit 14 Tagen

⊂⊃ Grunderkrankung: Asthma, Therapieänderung vor 14 Tagen

⊂⊃ Problemerkennung: Abendliche Medikation mit Theophyllin verursacht Schlafstörungen

⊂⊃ Aufklärung: H₁-Antihistaminika sind kontraindiziert bei Asthma

Wasser. Vielen Patienten hilft dieser Trick, weil sie die Nebenwirkungen durch diese spätere Einnahme einfach verschlafen. Außerdem sollten Sie coffeinhaltige Getränke möglichst meiden, zumindest ab dem Nachmittag. Coffein und Theophyllin verstärken sich sonst gegenseitig in ihrer anregenden Wirkung. Sollte sich bei Ihnen jedoch durch diese Maßnahmen nichts ändern, dann suchen Sie bitte unbedingt Ihren behandelnden Arzt auf. Dann wird etwas an Ihrer Behandlung geändert werden müssen, denn dauerhafte Schlafstörungen sind gesundheitsschädlich.

Kunde: O.K., dann versuche ich das zunächst mit diesem Einnahmetrick. Hoffentlich klappt das bei mir, ansonsten muss ich eben wieder zum Arzt gehen…

Apotheker: Gut, dann wünsche Ich Ihnen alles Gute. Und vielleicht kommen Sie einfach mal kurz vorbei in den nächsten Tagen, mich würde nämlich sehr interessieren, wie es Ihnen geht…

Kunde: Das mache ich bestimmt, die Apotheke liegt ja sowieso auf meinem Heimweg. Dann vielen Dank für Ihre Beratung, und bis zum nächsten Mal!

Apotheker: Auf Wiedersehen und eine schöne Woche!

◖❯ Abhilfe: Veränderter Einnahmezeitpunkt Theophyllin erst direkt vor dem Schlafengehen einnehmen, Nebenwirkungen werden verschlafen

◖❯ Verweis an den Arzt bei Anhalten der Beschwerden

11 Adressen und Links

11.1 Fachgesellschaften

AWMF Geschäftsstelle
Ubierstraße 20
40223 Düsseldorf
Tel.: 0211–312828
Fax.: 0211–316819
www.awmf-online.de
Der **AWMF** (**A**rbeitsgemeinschaft der **W**issenschaftlichen **M**edizinischen **F**achgesellschaften e. V.) ist ein Zusammenschluss aus derzeit 154 wissenschaftliche Fachgesellschaften aus allen Bereichen der Medizin.
Auf der Homepage kann man unter anderem die wissenschaftlich fundierten Leitlinien zu Therapie und Diagnostik zu verschiedensten Krankheitsbildern abrufen.

11.2 Bezugsquellen

Bundesvereinigung Deutscher Apothekerverbände (ABDA)
Jägerstraße 49/50
10117 Berlin
Tel.: 030–400040
www.abda.de
Auf der Homepage der ABDA findet man unter anderem die Leitlinien für eine optimale Beratung in der Apotheke bei Erst- und Wiederholungsverordnung, aber auch ein Positionspapier für den Umgang mit Arzneimitteln mit Suchtpotenzial.

Deutsche Gesellschaft für Schlafforschung und Schlafmedizin
HEPHATA-Klinika
Schlimmelphengstraße
34613 Schlwalmstadt-Treysa
Tel: 06691–2733
Fax: 06691–2823
www.dgsm.de
Die DGSM befasst sich als wissenschaftliche Gesellschaft mit der Erforschung des Schlafes und seiner Störungen sowie mit der klinischen Diagnostik und Therapie von Schlaf-Wach-Störungen.
Auf der Homepage der Deutschen Gesellschaft für Schlafforschung und Schlafmedizin findet man unter anderem auch eine Liste mit allen in Deutschland anerkannten Schlaflaboren sowie die Anschriften verschiedener Selbsthilfegruppen

Bundesverband Schlafapnoe Deutschland BSD e. V.
-Verbund der Selbsthilfen-
Kettelerstr. 54
58099 Hagen
Tel.: 02331–6 67 80
Fax: 02331–6 67 90
www.bsd-web.de
Auf der Homepage des Bundesverband Schlafapnoe Deutschland findet man unter anderem die Kontaktdaten zu den verschiedenen Selbsthilfegruppen auf Landesebene. Es werden Hilfestellungen zu Kostenbewilligung für CPAP-Geräte u. ä. gegeben.

RLS e. V. Deutsche Restless Legs Vereinigung
Schäufeleinstraße 35
80687 München
Tel.: 089–55028880
Fax.: 089–55028881
www.restless-legs.org
Die Homepage der Deutschen Restless Legs Vereinigung bietet umfassende Informationen zum Krankheitsbild, aktuelle News in der Behandlung und ein umfangreiches Archiv. Kontaktdaten zu Selbsthilfegruppen können abgerufen werden.

Deutsche Hauptstelle für Suchtfragen
Westenwall 4
59065 Hamm
Tel.: 02381–9015–0
Fax.: 02381–9015–30
www.dhs.de
Bei der Deutschen Hauptstelle für Suchtfragen kann man u. a. Informations-
material, Broschüren und Flyer zu Medikamentenabhängigkeit (speziell: Schlaf-
und Beruhigungsmittel) anfordern sowie Kontaktdaten für in Suchtfragen
erfahrene Ärzte und Psychotherapeuten erfahren.

Deutsche Narkolepsie-Gesellschaft e. V.
Bundesgeschäftsstelle
Wilhelmshöher Allee 286
34131 Kassel
Tel.: 0561–40090704
Fax.: 0561–40090706
www.dng-ev.org
Ziele der Deutschen Narkolepsie-Gesellschaft sind die Betreuung und Beratung
in allen Fragen, die mit Erkrankungen des Schlaf-Wach-Rhythmus zusammen-
hängen. Die Gesellschaft bietet Hilfe bei der Eingliederung von Betroffenen in
Familie, Schule, Beruf und Gesellschaft. Auf der Homepage finden sich neben
vielen Erfahrungsberichten auch rechtliche Tipps und selbstverständlich Kontaktdaten zu Selbsthilfegruppen.

Interdisziplinäres schlafmedizinisches Zentrum der Charité Berlin
Luisenstraße 13 a
10117 Berlin
Tel.: 030–450513120
Fax.: 030–4505139
Terminvergabe unter der Rufnummer 030–450513120
www.sleep.de
Das Interdisziplinäre schlafmedizinische Zentrum befasst sich mit Diagnostik
und Therapie aller Formen von Schlafstörungen und mit der Forschung auf dem
Gebiet der Schlafmedizin. Beteiligt sind Internisten, Neurologen, HNO-Ärzte
und Psychologen. Das Zentrum bietet eine Insomniesprechstunde zur Diagnos-
tik und Therapiekontrolle bei Primärem Schnarchen und Schlafbezogenen
Atmungsstörungen sowie eine Sprechstunde für andere Schlafstörungen an.
Bei seiner Arbeit orientiert sich das Zentrum an den Empfehlungen der Deutschen Gesellschaft für Schlafforschung und Schlafmedizin (DGSM).

www.schlaf.de
iDoc Institut für Telemedizin und Gesundheitskommunikation
GmbH & Co. KG
Posthofstraße 8
14467 Potsdam
Tel.: 0331–505 8420
Umfangreiches Online-Portal zu Schlaf und Schlafstörungen mit vielen Tipps,
Adressen, Literaturhinweisen, Tests etc.

www.schlafgestoert.de
Auf dieser Homepage von Dr. Tilmann Müller vom Interdisziplinären Zentrum
für Schlafmedizin der Klinik und Poliklinik für Neurologie in Münster finden
sich viele wichtige Informationen zu den Themen Schlaf allgemein, Schlafstö-
rungen und ihre Behandlungsmöglichkeiten. Die Texte sind leicht verständlich
und gerade auch für medizinische Laien eine große Hilfe in allen Fragen zum
Themenkomplex Schlafstörungen.
Dr. Tilmann Müller
Interdisziplinäres Zentrum für Schlafmedizin der Klinik und Poliklinik für
Neurologie Universitätsklinikum Münster
Albert-Schweitzer-Str. 33
48149 Münster

VdK-Fachverband Schlafapnoe/Chronische Schlafstörungen
Wurzerstraße 4a
53175 Bonn
Tel.: 0228–820930
Fax.: 0228–8209346
www.vdk.de/fachverband-schlafapnoe/
Der VdK-Fachverband Schlafapnoe/Chronische Schlafstörungen setzt sich als
finanziell unabhängige Patientenorganisation für alle Probleme von Schlafap-
noe-Patienten in Deutschland ein. Als besonderer Service erscheint zweimal pro
Jahr die Fachzeitschrift »Schlafapnoe aktuell«

11.3 Anlaufstellen bei Suchtfragen

- Deutsche Hauptstelle für Suchtfragen: www.dhs.de
- Bundeszentrale für gesundheitliche Aufklärung: www.bzga.de
- Nationale Kontakt- und Informationsstelle zur Anregung und Unterstüt-
  zung von Selbsthilfegruppen (NAKOS): www.nakos.de

12 Literatur

12.1 Allgemeine Literatur

Bauer G et al. Komplementärmedizin für die Kitteltasche – Beratungsempfehlungen für die Selbstmedikation, 1. Aufl., Deutscher Apotheker Verlag 2009

Bennack E, Holzgrabe U. H_1-Antihistaminika der ersten Generation. Pharmazie in unserer Zeit 3: 202–204, 2007

Beratungsleitfaden Schlafstörungen. Eine Initiative der Landesapothekerkammer Thüringen. Stand März 2008

Bönisch H. Pharmakologie der Benzodiazepine. Pharmazie in unserer Zeit 3: 186–194, 2007

Crönlein T, Hajak G. Nichtmedikamentöse Verfahren in der Insomniebehandlung. Pharmazie in unserer Zeit 3: 222–225, 2007

Enzensperger C, Lehmann J. Neuroleptika und Antidepressiva als Hypnotika. Pharmazie in unserer Zeit 3: 196–200, 2007

Griese N, Schulz M. Schlafstörungen – Spürsinn und Sensibilität zeigen. Pharmazeutische Zeitung 7/2009

Hajak G, Zulley J. Schichtarbeitersyndrom – Arbeiten am pyhsiologischen Tiefpunkt. Neurotransmitter 6: 44–48, 2008

Hausotter W, Rothenwöhrer W. Schlafstörungen. Bedeutung im pharmazeutischen Alltag. Medizinische Monatsschrift für Pharmazeuten 1: 13–17, 2002

Käßner F. Die Bedeutung der Schlafmedizin nimmt zu. Brandenburgisches Ärzteblatt 11: 345–346, 2004

Kunze S. Skriptum des Wochenendworkshop Patient & Pharmazeutische Betreuung der ABDA: Schlafstörungen – Wie kann die Apotheke helfen? Frankfurt 2009

Kusnick C. Tipps für erholsamen Schlaf – Medikamentöse und nicht-medikamentöse Verfahren können helfen. Deutsche Apotheker Zeitung 42/2008

Lennecke K, Beinicke SM, Hagel K, Grasmäder K, Liekweg A. Therapie-Profile für die Kitteltasche, 2. Aufl., Wissenschaftliche Verlagsgesellschaft, Stuttgart 2006

Medikamente: Abhängigkeit und Missbrauch – Leitfaden für die apothekerliche Praxis. Bundesapothekerkammer. Stand Mai 2008

Milz C, Jorek A. Aktionsplaner 1/2009. Beratungsaktion: Gesunder Schlaf. Beilage Apotheken Praxis der Deutschen Apotheker Zeitung, 22.01.2009

Mutschler E, Geisslinger G, Kroemer HK, Ruth P, Schäfer-Korting M. Arzneimittelwirkungen, 9. Aufl., Wissenschaftliche Verlagsgesellschaft, Stuttgart 2008

Pallenbach E. Die stille Sucht – Missbrauch und Abhängigkeit von Arzneimitteln, 1. Aufl., Wissenschaftliche Verlagsgesellschaft, Stuttgart 2009

Popp R, Geisler P. Diagnose von Schlafstörungen und Tagesschläfrigkeit. Pharmazie in unserer Zeit 3: 180–185, 2007

Randerath W. Das obstruktive Schlafapnoe-Syndrom. Deutsche Apotheker Zeitung 3: 44–49, 2009

Steinhilber D. Melatonin, Melatonin-Rezeptor-Agonisten und Tryptophan als Schlafmittel. Pharmazie in unserer Zeit 3: 213–217, 2007

Stoya E-M. Schlafstörungen –Tipps aus Ihrer Apotheke. Herausgeber: Landesapothekerverband Baden-Württemberg e. V., Stuttgart

Unger M. Pflanzliche Sedativa. Pharmazie in unserer Zeit 3: 206–212, 2007

Volk S., Musch A. Natriumoxybat zur Behandlung der Narkolepsie. Arzneimitteltherapie 3: 82–86, 2007

Zieglmeier M, Hein T. Interaktionen für die Kitteltasche – Wirkstoffbezogene Beratungsempfehlungen für die Praxis, 1. Aufl., Wissenschaftliche Verlagsgesellschaft, Stuttgart 2003

Zulley J. Mein Buch vom guten Schlaf, 1. Aufl., Verlag Zabert Sandmann, München 2005

Zulley J. Physiologie des Schlafes. Pharmazie in unserer Zeit 3: 176–179, 2007

12.2 Fachinformationen

Fachinformation: Adartrel®, Stand Mai 2009

Fachinformation: Circadin® 2 mg Retardtabletten, Stand März 2009

Fachinformation: Chloralhydrat® blau 250 mg, Stand November 2005

Fachinformation: Sifrol® 0,18 mg Tabletten, Stand April 2009

Fachinformation: Restex® Tabletten, Stand Juni 2006

Fachinformation: Restex® Retardkapseln, Stand Juni 2006

Fachinformation: Ritalin® 10 mg Tabletten, Stand Juli 2009

Fachinformation: Vigil® 100 mg Tabletten, Stand Juni 2009

12.3 Leitlinien

Leitlinie: Information und Beratung des Patienten bei der Abgabe von Arzneimitteln – Erst- und Wiederholungsverordnung. Bundesapothekerkammer. Stand Mai 2008

Leitlinie: Insomnie. Leitlinien der Deutschen Gesellschaft für Neurologie. Stand Oktober 2008

Leitlinie: Narkolepsie. Leitlinien der Deutschen Gesellschaft für Neurologie. Stand Oktober 2008

Leitlinie: Nicht nicht-erholsamer Schlaf. Leitlinien der Deutschen Gesellschaft für Schlafforschung und Schlafmedizin (DGSM). Stand November 2004

Leitlinie: Nichtorganische Schlafstörungen. Leitlinien der Dt. Gesellschaft für Kinder und Jugendpsychiatrie und –psychotherapie. Stand November 2006

Leitlinie: Restless-Legs-Syndrom (RLS) und Periodic Limb Movement Disorder (PLMD). Leitlinien der Deutschen Gesellschaft für Neurologie. Stand Oktober 2008

Leitfaden für die Apothekerliche Praxis der BAK: Medikamente: Abhängigkeit + Missbrauch. Stand Mai 2008

Sachregister

Die Autorin

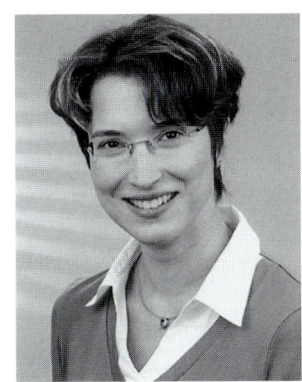

Monika Schneider

Geboren 1974 in Ulm, Studium der Pharmazie in Mainz, Approbation als Apothekerin 2001. Seit 2002 in beratungsaktiven öffentlichen Apotheken in Mainz tätig, zurzeit als Filialleiterin in Mainz-Kostheim. Zahlreiche Fortbildungen im Bereich Dermo-Kosmetik, Heimbelieferung und -versorgung und Kommunikation.